名中医肾病防治经验集萃

刘立昌　刘旭生　王利纯　主编

MINGZHONGYI SHENBING
FANGZHI JINGYAN JICUI

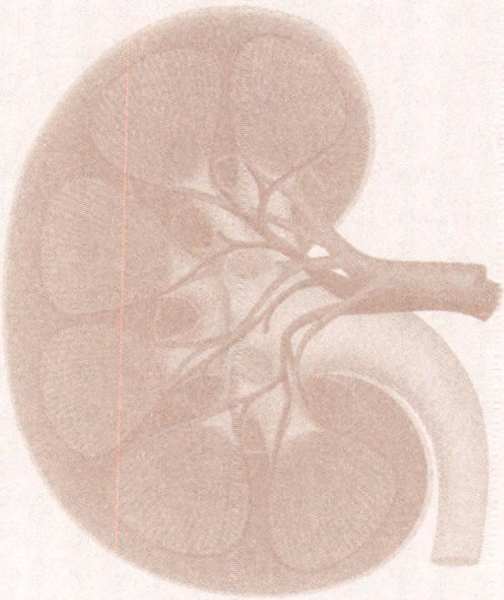

化学工业出版社
·北京·

内容简介

本书介绍了从脾论治肾病的临床治疗思想。从临床常见肾病展开，主要介绍疾病概述、现代医学诊断要点和治疗、中医治疗、经典医案以及日常调养五部分。中医治疗包括辨证论治、单方验方、中成药、中医外治、针灸推拿五方面。经典医案选取了刘旭生教授的临床医案，涵盖初诊、入院诊疗经过、复诊、随访、经验介绍等内容，突出临床诊疗思维，帮助临床医生积累经验。日常调养介绍疾病诊治需注意的生活习惯、精神、饮食，强调中医养生。

本书适合中医临床医生阅读参考。

图书在版编目（CIP）数据

名中医肾病防治经验集萃 / 刘立昌，刘旭生，王利纯主编. -- 北京 : 化学工业出版社，2025. 10.

ISBN 978-7-122-48667-7

Ⅰ. R256.5

中国国家版本馆CIP数据核字第20253QK968号

责任编辑：陈燕杰　　文字编辑：张晓锦
责任校对：李露洁　　装帧设计：王晓宇

出版发行：化学工业出版社（北京市东城区青年湖南街13号　邮政编码100011）
印　　装：中煤（北京）印务有限公司
710mm×1000mm　1/16　印张14¾　字数218千字　2025年11月北京第1版第1次印刷

购书咨询：010-64518888　　售后服务：010-64518899
网　　址：http://www.cip.com.cn
凡购买本书，如有缺损质量问题，本社销售中心负责调换。

定　　价：98.00元

本书编辑委员会

主　编　刘立昌　刘旭生　王利纯

副主编　金玉燕　洪炜鸿　曾佳豪

许　苑　卢富华

编　委　金玉燕　揭西娜　何培华

胡晓璇　洪炜鸿　卢富华

刘立昌　刘旭生　苏镜旭

王利纯　许　苑　许俊杰

张园园　周幸福　曾佳豪

前言

医学生进入临床，不仅面临着身份上的转变，还需要将基础知识运用于临床的实践之中。本书旨在帮助临床医生进一步认识肾内科的常见疾病，建立医学生进入临床的桥梁。

本书从内容形式上，分为两大部分，第一部分主要介绍从脾论治肾病、补脾益肾的临床治疗学术思想。刘旭生教授擅长中西医结合防治肾脏疾病。在《黄帝内经》“平治于权衡”的学术思想指导下，逐步发展出“补脾益肾以疗其本，泄浊之法以治其标”的独特学术思想。第二部分从临床病种切入，主要从疾病概述、现代医学诊断要点和治疗、中医治疗、经典医案以及日常调养五部分入手。疾病概述对病种进行一个初步的介绍，从中西医两方面帮助读者快速了解该病种。现代医学诊断要点和治疗有助于明确诊断以及完善西医治疗。中医治疗包括辨证论治、单方验方、中成药、中医外治、针灸推拿五个方面。经典医案选取了刘旭生教授的临床医案，涵盖初诊、入院诊疗经过、复诊、随访、经验介绍等内容，突出临床诊疗思维，可以更好地帮助临床医生积累经验。日常调养将治病融汇于日常的生活习惯、精神、饮食，强调中医养生。希望本书能够对中医药研究者有所帮助。

参加本书编写的专家有着丰富的临床经验，由于水平和精力有限，书中难免有错漏不当之处，希望各位读者能够不吝指正，以便本书的进一步完善。

本书由刘旭生省名中医传承工作室、珠海市刘旭生高层次柔性人才团队项目资助完成。

编　者

目录

第一章

肾脏病诊疗学术思想

第一节

从脾论治慢性肾脏病的经验浅析

慢性肾脏病（chronic kidney disease，CKD）是临床常见的慢性疾病，其起病隐匿，常呈进行性发展，是全世界公共卫生问题。CKD 也是对中国公共健康的严峻挑战，中国慢性肾脏病的流行病学调查结果表明我国 CKD 的患病率达 10.8%，据此估计中国约有 1.2 亿成人 CKD 患者。随着我国糖尿病、高血压患病率的逐年升高，其造成的继发性肾脏损害使得慢性肾脏病呈现显著的上升趋势，我国现有庞大的 CKD 患者群。在我国贫困的西部地区和农村地区，还有着尚未统计的大量慢性肾衰竭患者因得不到肾脏替代治疗而死于终末期肾病。根据流行病学研究资料，大约 2% 的 CKD 患者最终进展至尿毒症期，需要行肾脏替代治疗（肾移植或透析）以维持生命，但昂贵的费用给医疗卫生体系和患者带来巨大的压力，且远期预后差。

因此，基于现状，尽管肾脏替代治疗技术不断成熟进步，重视并早期积极防治 CKD，采取有效干预措施延缓慢性肾衰竭的进展及防治其相关并发症发生，推迟进入尿毒症终末期仍然具有重要的现实意义。

不同 CKD 分期的防治目标不同，根据美国 NKF-KDOQI 临床实践指南的建议，CKD1 期主要是针对原发病因的诊断和治疗，合并症的治疗，延缓 CKD 的进展；当肾小球滤过率（CFR）下降达到 CKD 2 期时，临床干预措施评估，延缓 CKD 的进展，降低心血管病患病风险；当发展至 CKD 3 期时，主要措施为延缓 CKD 进展，评估和治疗并发症；当继续发展至 CKD 4 期，此时患者的肾功能损害速度已显著加快，则需要综合治疗并为肾脏替代治疗做准备；CKD 5 期为终末期肾病，如出现尿毒症，需及时行肾脏替代治疗。

CKD 发展至肾衰竭期时，临床上常出现乏力、浮肿、纳差、恶心呕吐、腰酸少尿、贫血貌等症状及水电解质紊乱、酸碱平衡失调等表现，而中医认为本病的发生是由于水肿、淋证、癃闭等病证久治迁延不愈转化形成，古代文献中无“慢性肾脏病”这一病名，属于传统中医学“水肿”“癃闭”“关格”“虚劳”等范畴。根据全国中医专家编制的国家标准《中医临床诊疗术语》，中医目前已统一将西医“慢性肾衰竭”这一疾病命名为“慢性肾衰”。

慢性肾衰竭的病机是本虚标实，本虚主要为脾肾虚损；标实为湿浊、湿热、毒邪、瘀血等。主要病位在脾、肾，常可累及肺、肝、心诸脏，严重者甚至五脏俱损。其中脾肾衰败、浊毒蓄积是病机的关键。慢性肾衰竭之脾失健运，肾失开阖，水湿潴留，导致脾肾衰败，浊邪壅塞三焦，常见水肿、纳差、泛恶作呕、脘腹痞满、腹胀腹泻或便秘等。

慢性肾衰竭临床论治多从补脾益肾入手，但由于肾的阴阳已衰败，肾之先天精气易亏难生、虚损难复，故从脾论治更为重要。许叔微在《本事方续集》提出：“凡下部肾经虚者，不必补之……但补脾护胃，使进饮食而全谷气。”此乃先天之精赖后天水谷精微充养之意。而且肾病多病程缠绵，脾胃渐弱，失其运化之功，此时若投以补肾气养肾阴之品，易阻滞气机，滋腻不化，虚不受补，且使脾胃更虚弱。又肾病后期常有湿浊瘀毒壅滞体内，投进滋补之品，可增湿助热，加重病情。因此，刘旭生教授指出，治疗慢性肾衰竭宜先补脾，现从理论及临床角度对治疗慢性肾衰竭“从脾论治，以后天养先天”的学术思想进行探析。

一、从脾论治慢性肾脏病的理论基础

（一）脾为后天之本，气血生化之源

刘旭生教授非常推崇李东垣的《脾胃论》，他认为脾为后天之本，气

血生化之源，是其他脏腑精气供给的主要脏器。脾胃属土，居中焦，胃纳脾运，化生气血，滋养五脏，增肾气化功能，利肾气恢复，助肾以主水。近代名医岳美中有云：“脾胃运化，吸收精微，使五脏滋荣，元气得继，才能却病延年，即所谓后天养先天。”脾胃为后天之本、水谷之海，主运化水谷精微，化生气血，为气血生化之源、脏腑经络之枢，是维持生命、元气的根本。

《素问·上古天真论》载：“肾者主水，受五脏六腑之精而藏之。”肾精的构成，除先天之精为其基础外，同时必须依赖于脾胃所化生后天之精的不断充养与培育。李杲云：“真气又名元气，乃先身生之精气也，非胃气不能滋之。”又云：“元气之充足，皆由脾胃之气无所伤，而后能滋养元气。”肾藏先天之精气，赖脾胃运化的水谷之精气不断充养方能旺盛。脾胃之气既伤，则肾之元气亦不能充，气血无以化生则肾元无以强健。补养脾胃则气血生化有源，气血生化有源则肾之元气得以强健。

若脾胃功能失常，中焦失运，脾不能升清降浊，则变证百生。正如《脾胃论》所言：“百病皆由脾胃衰而生也。”张景岳云：“脾胃有病，自宜治脾。然脾为土脏，灌溉四傍，是以五脏中皆有脾气，而脾胃中亦皆有五脏之气，此其互为相使，有可分而不可分者在焉。故善治脾者，能调五脏，即所以治脾胃也。”叶天士云：“上下交损，当治其中。”

综上所述，若脾胃受损，一则运化不足，清阳不升，肾精亏耗，肾失开阖；另则枢机滞塞，浊阴不降，湿浊弥漫，损伤五脏。《金匮要略心典》言：“求阴阳之和者，必于中气，求中气之立者，必以建中也。”故从脾论治慢性肾衰竭具有重要意义。刘旭生教授提出，治疗肾衰竭宜先补脾，一则患者运化如常，正气充沛，可使邪自消退；二则全身气机升降有序则水液通调，可使湿浊去，瘀血化。

（二）慢性肾衰竭上关下格，与脾胃密切相关

多数医家趋向于将“关格”作为CKD的中医病名，认为慢性肾脏病肾衰竭期的临床表现与中医的“关格”证候相吻合。关格是指肾衰竭后期

临床上所出现的恶心、呕吐、水肿、便结、头昏、胸闷喘息甚则烦躁、神昏抽搐等。最早记载可追溯到《黄帝内经》和《难经》，在《景岳全书》中可见到对其症状的描述："关则不得小便，格则吐逆。"

《素问·阴阳应象大论》曰："清气在下，则生飧泄，浊气在上，则生䐜胀。"在整个CKD的病程中，消化道症状是出现最早、最广泛而又贯穿整个病程的表现，出现反复的恶心、呕吐、纳差、便秘、口中异味等症状，给患者带来了极大的痛苦，也使患者长期处于一种代谢紊乱的恶性循环中，生活质量大大下降。至尿毒症期上症尤甚，此为毒素的蓄积致浊邪中阻，气机不畅，脾不得升清，胃不得降浊，脾胃升降失常所致。病情进一步恶化，气机失宣，可致血行不畅而成瘀；浊邪中阻，上凌心肺，下犯肝肾，最终导致多系统、多脏器功能衰竭。

因此，从脾胃论治慢性肾衰竭，消除消化道的症状是治疗的关键。正如清代黄元御所说："脾主升清，胃主降浊。在下之气不可一刻不升，在上之气不可一刻不降。一刻不升则清气下陷，一刻不降则浊气上逆。"而且，中医认为脾与人体水、电解质、酸碱平衡、蛋白质代谢关系密切，调理脾胃，疏畅气机，可改善代谢紊乱，增加热量，减少蛋白质分解，相对增加其合成，使躯体趋于氮平衡，改善低蛋白血症，调节机体免疫力，增强体质，提高抗病能力。《素问·经脉别论》载："饮入于胃，游溢精气，上输于脾，脾气散精，上归于肺，通调水道，下输膀胱，水精四布，五经并行。"朱丹溪在《格致余论》中指出："脾具坤静之德而有乾健之运，故能使心肺之阳降，肝肾之阴升。"脾胃居中焦，脾气主升而胃气主降，物质代谢过程，虽是五脏六腑各司其能，但脾胃为气机升降之枢纽，脾胃升降牵动全局。只有脾胃升降相因，相辅相成，气机通调，方可达阴平阳秘，精神乃治。因此，从脾胃论治慢性肾脏病可以改善关格症状，增强患者食欲，促进水谷精微运化，使气血得以生化，调整代谢功能，解除患者痛苦，提高生活质量。

（三）中医"脾"与肠道微生态

近年来，随着肠道菌群紊乱和全身疾病关系研究的深入，研究肠道微生态和CKD之间的关系也逐渐成为焦点。Meijers教授等人首次提出了肠-肾轴理论（gut-kidney axis），其核心是慢性肾脏病致肠道菌群紊乱，肠道菌群数量、结构、功能均发生明显改变，肠道黏膜屏障功能受损，致病菌产生代谢性毒素［主要是硫酸吲哚酚、硫酸对甲酚、氧化三甲胺（TMAO）和内毒素等］，这些尿毒素进入循环导致系统炎症和氧化应激损伤，从而加重肾脏及心血管系统损伤。

脾主运化，为后天之本，气血化生之源，中医学认为脾居中焦，具有运化水谷产生精微的功能，一年四季脾气旺盛则不受外邪的侵袭。脾的功能包括现代医学中消化吸收、内分泌、免疫、肠道微生态等多个系统功能。中医脾胃学说是与肠道菌群关系最为直接的理论之一。正常肠道菌群为机体提供消化吸收、合成营养物质、刺激免疫功能，以及防御疾病等生理功能，当肠道菌群失调，即在种类、数量和结构分布上出现异常改变时，机体就会患病或出现病理变化。

中医学家认为“脾”的这种“运化”和“抗邪”的功能与肠道菌群对机体代谢和免疫功能的作用具有一定的相似之处。肠道菌群稳态，即脾主运化功能正常，肠道菌群行使正常的营养代谢功能，化生气血、精微；肠道微生态紊乱、脾功能失调，导致肠道菌群代谢异常，产生有毒物质，化生浊毒等。

现代研究显示，健脾类方药，如四君子汤、补中益气汤具有促进消化吸收、调节胃肠活动和胃肠激素、抗胃肠黏膜损伤、改善肠道黏膜免疫功能、调节肠道菌群紊乱等药理作用。理气健脾化湿的中药（如木香、砂仁、陈皮、藿香、半夏、大腹皮、厚朴等）可以促进胃、小肠、大肠的动力作用，促进胃肠的排空，有效地缓解胃肠功能紊乱和便秘。清热泄浊的中药，如黄连、黄芩、大黄等清热解毒药可以抑制多种肠道致病菌，尤其是大黄除了具有自身的抑菌作用外，还可以促进肠黏膜上皮分泌多种免疫物质，维持肠道黏膜屏障的生理完整性，降低肠道黏膜的通透性，减少毒素的产生和菌群的移位，并通过加强肠蠕动而使肠源性内毒素等随粪便排出。

对于中晚期慢性肾脏病，尤其是CKD 5期患者，如应用健脾泄浊的中药，可能通过调整肠道菌群，减少肠道毒素的吸收，增加其排出，从而减轻肠源性尿毒症毒素对心、肾等重要器官的损伤而起到主要治疗作用。

二、临床运用

刘旭生教授“从脾论治，以后天养先天”治疗慢性肾衰竭的学术思想，临床运用主要体现在“调脾七法”的运用上。刘旭生教授师承广东省中医院肾病专科学术带头人、全国第二批老中医药专家黄春林教授。黄春林教授从医六十余载，他认为CKD早期表现为肾气不固，中期表现为肾失气化，晚期表现为浊毒内蕴，脾虚始终并存，因此调理脾胃应贯穿始终，刘旭生教授深得黄春林教授“调脾法”的精髓，进而将其运用于慢性肾脏病治疗中，使得中医的学术思想得到传承与创新。黄春林教授早期的健脾法包括补气健脾、益胃健脾、行气健脾、清热健脾、开胃健脾。后又进一步发展为调脾七法，即益气升阳、益胃养阴、行气化湿、清热利湿、温阳化浊、开胃消食、通腑降浊。常用药物：补气多用党参、黄芪、人参等；益胃多用茯苓、山药、白术、薏苡仁、扁豆等；行气多用木香、砂仁、乌药、佛手等；清热多用大黄、黄芩、黄连、蒲公英等；开胃多用谷芽、麦芽、山楂、布渣叶等。由于临床上症状错综复杂，需辨证综合应用，方能共奏奇效。刘旭生教授在黄春林教授调脾法的基础上，对慢性肾脏病进行分期辨证治疗。

如在肾脏病早期如CKD 1～2期，临床多表现为气短懒言、纳差、腰膝酸软、浮肿尿少或夜尿增多等症，治疗以补脾益肾、益气和胃为法。在疾病中期，虚实夹杂，标本兼重，常出现疲倦懒言、恶心欲吐、尿少浮肿之症，治当健脾补气，行气化湿。至肾脏病晚期，疾病进一步发展为脾肾阳虚，水湿不化，水湿浊毒壅滞加重，常出现畏寒肢冷、乏力食少、腹胀呕恶、大便溏或结，甚至关格表现，治疗以温阳健脾、通腑泄浊为法，常配合中医的特色疗法，如中药灌肠治疗。

由此可见刘旭生教授调脾法并非简单的“补脾”，同时亦包含调脾七法的精髓，或补气，或益胃，或行气，或开胃，或清热，或利湿，或泄浊，根据患者不同的症状进行辨证调整，效果甚佳。

综上所述，脾胃功能失调贯穿于CKD的病程始终，治疗当以治脾为先，其在疾病的发生发展及治疗转归中具有重要的作用，只有脾得健运，升清降浊功能正常，精微生化有源，才能改善临床症状，有效地防治或延缓CKD的病程发展。

第二节

治疗慢性肾脏病用药特点

一、概述

肾为先天之本，藏真阴而寓真阳，宜藏不宜泄，所以CKD的证候特征以虚损为主，夹杂有各种实证。各种肾病日久，可逐渐出现脾肾虚损的表现。因此刘旭生教授认为针对CKD的治疗宜攻补兼施、整体调护，以扶正祛邪为其治疗原则，将益气健脾补肾、活血祛湿泻浊、行气通腑作为其治疗方法的辨证用药特点。

在传统中医理论中，脾、肾在生理上相互联系，在病理上相互影响。刘旭生教授将脾胃与肾的相互联系主要总结为三个方面：先天本于后天，共同主宰水液代谢，气机升降与阴阳平衡。同时，人体是一有机整体，脏腑之间，五行相配，相互联系，相互资生，相互制约，相互影响。因此，肾病可及他脏，他脏之病变也可影响到肾。与肾脏关系密切的主要为肝、脾二脏。乙癸同源，精血互生，肝血亏虚则肾精难养；而脾为后天之本，气血生化之源，脾虚则健运失职，水谷精微无以濡养五脏，也可导致肾精不充。

二、辨证用药分析

（一）益气健脾为先

刘旭生教授认为肾脏受损难复，病久脾肾气虚之象显著，针对疾病的病因病机，以标本兼治为中心思想，强调补益脾肾以扶助正气，增强抗病能力，缓解临床症状，保护肾功能。刘旭生教授认为，肾气虚日久无力温煦脾土致脾肾两虚，气化失司。阴不能外泄者，重在调理脾胃，助其升降，脾气升而胃气降，小肠方可分清泌浊，清气经脾而上达，浊阴自肠降而下行。通过调理脾胃，后天强健，动员五脏六腑自身储备的调节潜力，强化自身代偿能力，此更有利于助肾之气化能力。以后天补先天，脾胃健运也能够充分地发挥补益药的作用。中焦和，脾胃调，精微化而气血以生，阴精内藏，营卫调和，肾虚亦可得到一定程度的改善。

CKD 在治疗过程中调养脾胃，乃医家王道，原因有二：其一，CKD 病程长，各种致病因素容易损耗人体的正气，引起阴阳气机的失调，导致变证丛生，所以应始终固护中焦气血生化之源；其二，CKD 的治疗过程中需要口服多种中西医药物，这需要脾胃进行运化，难免引起脾胃气机失调，运化无力，药力则可能变为药邪。因此刘旭生教授非常推崇李东垣在《脾胃论·脾胃盛衰论》中所说的：“其治肝、心、肺、肾，有余不足，或补或泻，惟益脾胃之药为切。”因此刘旭生教授针对临床上 CKD 患者，大多以健脾行气为主进行治疗，同时结合临床辨证兼顾调肝补肾等疗法。

针对慢性肾衰竭，刘旭生教授临床常用健脾补肾药：黄芪、淫羊藿、菟丝子、牛膝、黄精、山茱萸、山药、茯苓等。黄芪补气，因黄芪性温，入脾经，为补气之要药，气足则运化有源，能促进机体分清泌浊的功能。将精微留为己用，将糟粕排出体外；且药理研究表明，黄芪有改善肾功能、利尿、改善血液流变性的作用，黄芪可同时改善肾脏的血液循环，加强肾脏排泄功能。淫羊藿可减轻肾脏组织学的改变，延缓肾小球的硬化，抑制肾小管萎缩和间质纤维化。牛膝能利尿、通淋，故可引导肾、膀胱、尿道部位结石下行，使其排出体外。淫羊藿、牛膝、菟丝子为补肾阳之品，同用可温壮肾阳、补肾固精，亦可强壮筋骨，对证缓解遗留的腰痛等不适症状。黄精可滋肾阴、补脾益气，女贞子可补肾阴，两者同用可增强补肾阴之力。阴阳并补，益肾填精可补诸虚。健脾补气药与补肾阴、肾阳药同用可提高脾胃运化功能以促进补肾药物的功效，使补而不腻。

针对慢性肾炎蛋白尿方面，刘旭生教授认为脾气以升为健，脾不升清，卫气无所出，肌表失去固护，易致外感；清阳不举，也会影响肾的封藏、气化功能，致阴精下陷，形成尿浊。因此脾气亏虚（清阳不升）是慢性肾炎的重要病机，应用益气健脾升阳之法可益卫护表，预防外感，又可升清固精，减轻尿蛋白，临床上常用升阳益胃汤、补中益气汤、玉屏风散等方剂化裁，常用药物有黄芪、黄精、白果、党参、白术、防风、柴胡等。现代药理研究认为，这些方剂和药物可以调节 CKD 患者机体的免疫紊乱，如增强免疫可以预防感染，而抑制肾脏免疫炎症可以减轻蛋白尿，从而打断 CKD 的恶性循环，延缓肾衰竭的进展。

（二）活血化瘀贯穿始终

中医认为肾主开阖，脾主运化，若脾肾两虚，代谢失常，则瘀血内阻，溺浊内留。瘀血浊毒内蕴可伤及脾肾，而导致脾肾亏虚加重，脾肾亏虚则可导致瘀血、浊毒、水湿内蕴。《黄帝内经》云：“人之所有者，血与气耳。”《医林改错》云：“元气既虚，必不能达于血管，血管无气，必停留而瘀。”可见气与血乃是人之根本。气为血之帅，气虚即可进一步导致血瘀。《读医随笔》谓：“叶天士谓久病必治络。其说谓病久气血推行不利，血络之中必有瘀凝。”这从另一方面说明：久病入络，又可致瘀。瘀血阻于肾络，瘀血既是病理产物，又是致病因素。《金匮要略》曾云：“血不利则为水。”瘀血阻络，还可以影响肾脏水液代谢及开阖功能，同时造成湿浊内停，脾肾日亏。

针对 CKD 久病多瘀的病情，特别是肾衰竭，活血化瘀是必不可少的。如现代医学证实 CKD 常有高凝状态，CKD 易出现的高黏血症、纤维蛋白在肾小球内沉积、毛细血管内血小板聚集、肾静脉微血栓形成等病理改变，正是中医学“瘀血”证的内涵。临床无传统“瘀血”的见证，并不意味着无微循环障碍及血液流变学异常。故在CKD的辨证治疗中，尚需结合“瘀血”的微观指标（如纤维蛋白原、凝血功能、低蛋白血症等）来判断。

刘旭生教授临床常用益气活血、行气活血、清热活血、补肾活血、解毒活血等方法；常用药物有丹参、郁金、泽兰、当归、三七等。针对慢性肾炎蛋白尿方面，刘旭生教授喜丹参与三七联用，认为这样可以达到补气活血之效果，临床疗效佳。

（三）祛湿泄浊、行气通腑

“肾者，胃之关也，关门不利，故聚水而从其类也”，水湿停滞中焦，脾气渐失运化之力，致脾胃气机不畅，临床常见腹胀、纳呆、恶心、便溏、肢体困倦等征象，因此刘旭生教授认为CKD湿阻气滞证，可以应用行气化湿之法，临床上常用藿香正气散、四磨汤加减，若水阻气滞重症，症见脘腹胀满、气喘不能平卧、呕吐频频等，需行气利水并行，临床上常用实脾饮、五苓散、五皮饮等化裁，常用药物有木香、砂仁、半夏、陈皮、枳实、厚朴、藿香、大腹皮等。结合现代药理研究认为，这些方剂和药物可以促进或调节CKD的胃肠动力，促进胃肠道水肿的吸收，从而改善消化道症状和营养不良。

脾虚湿浊中阻，易郁而化热，热与湿互结，形成湿热之邪，蕴久酿毒，损伤血脉和肾气，肾气亏虚，气化失司，湿浊更甚，造成恶性循环。临床常见口苦、口臭、呕恶、腹胀、大便溏结不爽、肛门灼热、矢气臭秽等。刘旭生教授认为CKD湿热中阻证，可以应用清热利湿化浊之法，临床上常用黄连汤、葛根芩连汤、黄连苏叶汤等化裁加减，常用药物有黄连、秦皮、蒲公英、白花蛇舌草、半边莲、土茯苓、竹茹等。

在慢性肾脏病的治疗中，刘旭生教授强调行气通腑治法的重要性。在慢性肾衰竭中，由于肾功能衰竭，诸多代谢产物不能排出体外，从而对消化道产生不良影响。因此，应设法减少毒素的产生或增加其排出，同时注意保护胃肠黏膜，可防止毒素进一步积聚，造成对胃肠黏膜的严重损害。中药排毒方法具有鲜明的特点，可通过口服、结肠透析及中药药浴等多渠道给药，合力促进毒素排出。出现明显消化道症状的CKD患者，刘旭生教授临床常用大柴胡汤（经方）加减。针对慢性肾衰竭患者，常在辨证用药的基础上配合使用大黄，大量临床与实验研究均证实大黄可保持大便通畅，减少毒素在肠道的吸收，促进尿毒症毒素的排出，减缓肾纤维化，达到保护残余肾功能的目的。湿浊明显，如出现纳呆、腹胀者，加木香（后下）、麦芽；呕吐者，加姜半夏、陈皮；浮肿尿少者，加茯苓皮、薏苡仁等。

结合现代研究，CKD湿浊中阻常与胃肠道菌群失调和肠源性毒素大量产生有关，应用具有行气通腑作用的方剂和药物可以起到直接或间接的调节菌群、保护胃黏膜的作用，从而减少肠源性毒素的产生和危害。

三、分期论治，法中有法

CKD共有5期，刘旭生教授按照临床表现的特点，将其大致分为3个阶段：第一阶段（1～2期），以原发病的表现为主，如慢性肾炎、肾病综合征所常见的血尿、蛋白尿、水肿等；第二阶段（3～4期），以原发病、并发症的临床表现同见为主，如贫血、高血压、蛋白尿、血尿、水肿等；第三阶段（5期），以氮质血症表现和各种并发症为主，如氮质血症的消化道症状、心力衰竭、肾性贫血等。根据不同分期的证候特点，辨证应用调脾七法，并结合补肾、活血等常法，形成较为固定的诊治模式，具有很好的临床指导意义。

如CKD 1～2期，表现以蛋白尿为主，伴有腰酸、乏力、平素大便灼热不爽或咽喉不适，辨证为脾肾两虚夹有湿热，可以益气升阳和清热利湿健脾法同用，并配合益胃养阴、开胃消食法，常用黄芪、白术、淮山药、芡实、炒黄连、秦皮、蒲公英、白花蛇舌草、石斛、麦芽等药物。待患者大便情况改善后，可酌用补肾固精之品，如菟丝子、女贞子、墨旱莲、沙苑子、何首乌等。

如CKD 3～4期，表现为蛋白尿、水肿，伴有腹胀、纳呆、便秘，辨证为脾肾两虚，气滞水停，可益气升阳和行气化湿健脾法同用，并配合淡渗利水、通腑泄浊法，常用药物有黄芪、白术、淮山药、芡实、藿香、木香、乌药、大腹皮、炒薏苡仁、茯苓皮、猪苓、川大黄、决明子等。其中重用淡渗利湿之品，如炒薏苡仁、茯苓皮等。若糖尿病肾病，兼瘀血内阻，可配合应用活血利水之品，如益母草、泽兰、蝼蛄、水蛭等。若合并肾性高血压，证属肝阳上亢，可配合应用天麻钩藤汤加减；合并肾性贫血，证属阴血亏虚，可配合应用滋阴养血而不滋腻之品，如当归、枸杞子、鸡血藤等。

如 CKD 5 期，表现为尿毒症消化道症状严重，如恶心、呕吐痰涎、头痛欲裂、形寒肢冷、大便不通、水肿等，证属浊毒内蕴，溺毒上逆，中焦气机失常，应急则治标，可通阳祛湿、通腑泄浊法同用，如大柴胡汤、吴茱萸汤合小半夏汤等方剂，或加紫苏梗、川厚朴花、草果等，少量频服，并配合大黄、蒲公英、生牡蛎等灌肠以通腑泄浊。

四、中医食疗及饮食调理

刘旭生教授强调药食同源，对 CKD 患者的食疗非常重视，认为通过调整患者的食物结构及中药食疗介入可取得良好效果。故制订合理的食疗方案对治疗效果的协同作用至关重要。根据患者不同的体质及辨证，进行辨证施膳，分别施以不同的食疗方案。刘旭生教授食疗经验：益气健脾补肾类，如冬虫夏草、黄芪、淮山药、黄精、山萸肉、茯苓；清热祛湿行气类，如车前草、土茯苓、生薏苡仁、鸡内金、陈皮、玉米须、扁豆、荷叶等。应用辨证的思维指导个体化的食疗方案，可改善患者体质，延缓慢性肾脏病发展，减轻不适症状，有助于疾病的康复。

对于慢性肾脏病的食疗，刘旭生教授结合其独特“脾肾气虚、湿浊瘀阻”的病机，提出扶正祛邪并重。如① 冬虫夏草车前草汤：冬虫夏草 5g、车前草 30g、生姜 3 片，用小火炖 1h，油、盐调味，可加入少量瘦肉，适用于肾虚湿热类型。② 党参淮山薏苡仁汤：党参 30g、淮山药 50g、薏苡仁 50g，用小火炖 1h，油、盐调味，可加入少量瘦肉，适用于脾肾气虚夹有湿热患者。

总之，刘旭生教授在慢性肾脏病的辨证用药方面，强调宜攻补兼施、整体调护，以扶正祛邪为其治疗原则，将益气健脾补肾、活血祛湿泻浊、行气通腑作为其治疗方法。刘旭生教授认为脾胃虽为后天之本，但肾为先天之本，时时赖脾气健运、生化气血以滋养，若脾虚失其运化之能，不仅无以滋养先天之肾，更能生湿缠绕肾脏、壅滞三焦，病必难愈。因此调理脾胃法应贯穿慢性肾脏病治疗的始终。刘旭生教授在健脾益气补肾的基础上，联合活血祛湿泄浊、行气通腑等法，同时也重视中医食疗的应用，配合慢病管理模式，让患者病情得到缓解及控制。

第三节

三辨一管理思想在慢性肾脏病的应用

CKD 是 2002 年由美国肾脏基金会提出的疾病概念，是指肾损害或肾小球滤过率（glomerular filtration rate，GFR）＜60mL/(min·1.73m^2)，病情持续 3 个月以上的一组疾病，其中肾损害可表现为肾脏出现病理改变或血、尿、影像学检查异常。根据患者的 GFR 逐渐降低，可将 CKD 分为 1～5 期。

CKD 是一种典型的慢性非传染性疾病（noninfectious chronic disease，NCD），NCD 的特点是起病隐匿，病因复杂，病程长，疾病后期的致死率、致残率高，与不良生活方式密切相关。因此，除了药物治疗外，尽早对 CKD 患者进行干预及规范管理，可能会带来很大的获益。CKD 病情发展的速度因人而异。有研究表明，CKD 患者如果缺乏规范的治疗，肾小球滤过率可能以每年 1.5% 甚至更快的速度下降。因此提倡尽早对 CKD 患者进行干预及规范管理，包括治疗原发病、减少危险因素、保护肾脏、预防并发症、调整药物剂量等。例如，严格控制低蛋白饮食可能明显降低 CKD

患者死亡或进行透析的比例，如果能够早期对CKD进展相关的生活方式危险因素（如高尿酸血症、高血糖、高血脂、高血压等）进行干预，早期规范诊治管理疾病，能够更有效地延缓疾病进展，甚至这种早期的干预和医疗照护可以影响到CKD患者进入透析后的相关预后，提高患者生存质量，节省个人及社会的医疗费用。但这种对患者生活方式的干预在普通门诊难以实现。因此，刘旭生教授认为，对于这类NCD，应当运用慢病管理的理念进行干预。

慢病管理（chronic disease management，CDM）是指组织慢病专业医生、药师及护理人员，为NCD患者提供全面、连续、主动的管理，以达到促进健康、延缓慢病进程、减少并发症、降低伤残率、延长寿命、提高生活质量并降低医药费用的一种科学管理模式。追溯CDM的历史，应当是从20世纪开始，随着工业化的进展，人们的生活水平逐渐提高，生活方式也随之改变，伴随而来的是NCD发生率的上升，其所带来的经济负担也随之加重。一些西方国家为了降低医疗系统的支出，率先进行CDM的探索，并相继建立多种模式，对NCD的流行病学进行研究，为其防治提供了科学依据。21世纪以来，欧美等发达国家已建立了慢病照护模式（chronic care model，CCM）、慢病信息监测系统、慢病临床路径管理模式（clinieal pathway management，CPM）、慢病自我管理模式（chronic disease self management program，CDSMP）、社区卫生定向服务模式（community oriented primary care，COPC）等多种慢病管理模式，并取得了较好的成效。而在我国，自20世纪五六十年代开始周期性地开始大规模单病种的流行病学调查，并从20世纪80年代开始逐步建立我国各地区的NCD信息监测系统。目前国内兴起的以社区卫生服务为中心的CDM是一种新的尝试，已出版的《常见慢性病社区综合防治管理手册》尚未对医院等医疗机构的CDM进行规范，而且由于政策支持、经费、人员等不足，社区医院的CDM开展缓慢，质量参差不齐。

CDM的核心理念认为，NCD的一大特点是病程漫长，甚至是终身的，因此其治疗不能全靠医护人员，也需要依靠患者本身，CDM由此而产生。CDM目的在于从生物—心理—社会医学模式出发，全方位、多角度为NCD患者提供健康服务，注重对各种危险因素进行积极干预，传播医药卫生知识，为NCD患者提供科学合理的健康促进、用药指导，以及人文关怀。而达到这目的核心就是让患者学会自我管理，成为“内行患者”。自我管理的定义是以患者为主导，在卫生专业人员的指导和协助下，患者自己承担起一部分的治疗和预防性保健任务，通过掌握NCD防治的必要知识来提高生命质量，延长健康寿命。NCD自我管理主要强调患者主动参与管理症状和维持治疗，最终目的是改善临床结局、提高生活质量。“内行患者”概念源自2001年英国政府提出的以“内行患者：21世纪慢性疾病管理的新策略（The expert patient：a new approach to chronic disease management for the twenty-first century）”为主题的计划。该计划的观点认为，医护人员虽是诊治疾病的专家，但患者才是管理自己生活方式的专家。因此鼓励患者在得到医护人员支持的情况下，充分发挥主观能动性，参与到自己的健康管理中来，成为疾病治疗过程中的重要决策者。卫生专业人员对患者进行系列培训，教给患者自我管理所需知识和技能，让患者增强对自身病情的了解，成为“内行患者”，能够主要依靠自己解决NCD给日常生活带来的各种躯体和情绪方面的问题，增强自己治疗疾病的信心。

在这种理念下建立的慢病管理门诊，与其他普通门诊相比，主要有3个特点。① 门诊不再以药物作为唯一治疗手段。更注重通过多形式的培训，教导患者发挥中医养生治病的优势，改变不良生活方式，减少慢病的各种危险因素。② 转变传统的医患关系模式。力争将患者训练为自我管理疾病的“内行患者”，让其意识到慢性疾病的治疗需要自身的积极主动参与，而医护人员只是作为教练员的身份给予指导和陪伴。③ 实施责任制的随访照护。门诊要求实行护士责任制照护，通过电话、微信、QQ等现代通信手段对慢病患者实行长期跟踪随访，实现“全程的管理”，改变以往门诊患者与医护人员接触时间短，看完病回家就无人照护和管理的状态。

而且，刘旭生教授认为，中医药介入在CDM中具有很好的优势和特色。中医学作为中华民族五千多年来的文化结晶，在中国具有广泛的群众基础。中医养生已经深入中国文化理念中，通过将中医养生理念融入CDM

中，改善NCD患者的不良生活习惯，可能会提高患者的生活质量，减少并发症。中医强调“未病先防，既病防变，瘥后防复”，强调在疾病的不同阶段应给予不同的干预措施，开创了中医预防医学的先河。处理疾病的关键不在于“治疗”，而在于“治理”，NCD的防治重在“养病”，应“三分治七分养”。由此可知，传统中医和现代医学在NCD防治理念上是一致的，如果能在CDM中充分发挥中医的特色优势，将会获得更好的效果。

中医食疗在我国源远流长，在西周时期就已经有了“食医”的分科。《黄帝内经》就有关于食疗的记载：“凡欲诊病者，必问饮食居处。”并提出了膳食配伍的治疗原则。历代以来关于食疗的专著数不胜数，其中不乏中医名著，对中医食疗进行精辟的论述。俗话说：“药补不如食补。”这也说明食疗是防病治病的一种好办法。尽管在我国疾病以药物治疗为主，但因为中医食疗在我国具有广泛的民众基础，民众对中医食疗的接受度较高，中医食疗已经成为疾病的防治过程中重要的一环。根据中医辨证论治将中医食疗参与CDM中，比如将中医食疗融入NCD患者的三餐饮食中，可能会对改善患者的生活质量有积极的作用，减少药物治疗的花费。

在我国，最早的中医运动疗法是模仿动物的运动行为（如五禽戏），逐渐发展成为各种内容丰富的传统运动疗法（如八段锦、太极拳），能于运动中调节气血阴阳，调理经脉，对NCD的调养有独特的疗效。

全国著名老中医王琦教授将中国人的体质分为九种，包括阳虚、阴虚、痰湿、湿热、血瘀、特禀、气虚、气郁及平和体质。该理论建议不同体质的人的衣、食、住、行方面应该有所不同。在CDM模式中，根据中医特色体质辨识对NCD患者进行体质分类，根据体质特点对患者的衣、食、住、行进行指导，养成良好的生活习惯，从而让患者实现自我管理，可能是中医特色CDM的一大优势。

《素问·宝命全形论》载：“人以天地之气生，四时之法成。”《素问·六节脏象论》云：“天食人以五气，地食人以五味。”这些都说明人体要依靠天地之气形成的物质生存，同时还要适应四时阴阳的变化规律，才能发育成长。正如明代医学家张景岳所说：“春应肝而养生，夏应心而养长，长夏应脾而养化，秋应肺而养收，冬应肾而养藏。”说明人体五脏的生理活动，必须适应四时阴阳的变化。《黄帝内经》四时养生理论充分体现天人合一的整体观，有益于养生保健与预防疾病，对 CDM 有一定指导意义。

除了上述几个方法之外，中医还有很多特色疗法可以用于 NCD 患者中，如针灸、拔火罐、推拿按摩、中药沐足、药酒疗法、药茶疗法等，能够有效简化治疗，减少医疗财政负担，节约卫生资源。医务人员可以教会 CDM 患者一些简单的容易操作的中医特色疗法（如穴位推拿按摩），让患者可以在家里自行实施，改善生活质量。

刘旭生教授在 30 多年的临床诊疗过程中，结合多年临床经验，借鉴前辈经验，将辨体、辨病、辨证相结合，提倡辨体—辨病—辨证的三辨诊疗模式。“三辨模式”实际是“体—病—证”的综合诊断，体现“体—病—证”的一统观。多年来临床存在单纯强调辨证论治诊疗模式的现象，从某种意义上束缚了中医工作者的诊疗模式和治疗思路，因此，应用好“三辨模式”可以提升临床疗效。具体讲来是，先病后体，结合辨证，序贯用方。其含义是：在临床病情明确的常规情况下应用“三辨模式”应以“辨病”为先，抓住疾病主要病机，明确“主病”，制订“主方”，配合“专药”，同时结合患者体质特征和证候特点加减用药；随着疾病病程的变化，当症状缓解、疾病表现已不突出时，逐渐转向以辨体为主，结合辨证辨病，巩固疗效，调整体质，治本防复。

综上所述，CDM 是一种针对 CKD 特点的疾病管理模式，结合中医特色优势，刘旭生教授认为应当将三辨一管理这种模式应用于 CKD 患者的防治当中，而且应当加入中医药的元素，才能取得更好的临床疗效，让患者得到更大的获益。

第二章

临床治疗

第一节 慢性肾小球肾炎

一、疾病概述

慢性肾小球肾炎（chronic glomerulonephritis）简称慢性肾炎，是由多种原因、多种病理类型组成的原发于肾小球的一组免疫性疾病。慢性肾炎以蛋白尿、血尿、高血压、水肿等为基本临床表现，其起病隐匿，病程迁延，病变缓慢进展，可伴不同程度的肾功能损害，最终发展成慢性肾衰竭。仅有少数慢性肾炎是由急性肾炎发展所致（直接迁延或临床痊愈若干年后再现）。慢性肾炎的病因、发病机制和病理类型不尽相同，但起始因素多为免疫介导的炎症。导致病程慢性化的机制除免疫因素外，非免疫非炎症因素起重要作用。疾病进展速度个体间差异很大，病理类型为主要因素，但也与是否重视保护肾脏、治疗是否恰当，以及是否避免恶化因素有关。

慢性肾炎是导致慢性肾衰竭的重要原因之一。本病临床表现多样，病程冗长。大部分病情迁延，进展缓慢，部分患者病变可急性加重进展，治疗反应较差，由于肾单位不断毁损，残余的肾单位越来越少，纤维组织增生、肾萎缩，最终可导致慢性肾功能衰竭。在我国，慢性肾炎是引起终末期肾脏病的主要疾病。

大多数慢性肾炎病因并不十分清楚，绝大多数由其他原发性肾小球疾病直接迁延发展而成，起病可与细菌感染及病毒感染有关。目前认为免疫介导和非免疫介导机制在慢性肾炎的发生发展中起重要作用。免疫介导机制主要有免疫复合物沉积于肾小球，致病抗原激活补体，以及炎症细胞在肾小球局部浸润而导致肾小球肾炎。非免疫介导机制包括：肾小球病变引起肾内动脉硬化，加重肾实质缺血性损害；肾血流动力学代偿性改变引起肾小球损害，当部分肾单位丢失，健存肾单位的肾小球出现代偿性高滤过、高灌注、高球内压而维持一定的肾小球滤过率，这种状态也加重肾脏损害；肾性高血压可引起肾小球结构及功能的改变；肾小球系膜的超负荷状态，长期大量的免疫复合物及蛋白质沉积于系膜区，可引起系膜细胞及基质增生，加重肾小球硬化。慢性肾炎的病理类型多种多样，如系膜增生性肾炎、膜性肾病、局灶节段性肾小球硬化、膜增生性和增生硬化性肾炎，病变后期双肾对称性缩小，肾小球弥漫性硬化，伴肾小管萎缩和间质纤维化。

目前现代医学尚无根治的方法，通常采用对症治疗，如降压消蛋白、抗感染、利尿或使用糖皮质激素、细胞毒药物等治疗。慢性肾炎是典型的慢性疾病，病程漫长，其病程进展与生活方式相关，治疗不仅需要医护人员参与，也需要患者承担一部分的治疗和保健任务。因此需要对慢性肾炎患者进行慢病管理，指导患者进行自我管理，增强对疾病的了解，提高疾病治疗的信心。在对慢性肾炎患者进行管理的过程中，可运用中医中药进行干预，从而提高临床疗效，以延缓乃至阻止病程进行性发展至慢性肾衰竭。

根据慢性肾炎临床表现的不同，归属于中医学“水肿”“腰痛”“头痛”“眩晕”“虚劳”等范畴。中医学认为，慢性肾炎主要是外邪伤及日久，脏腑功能虚损，尤其是脾肾虚损所致；或由于脏腑功能失调，复感外邪而发，或因劳倦而发病。慢性肾炎的病因不外乎先天禀赋不足或劳倦太甚、饮食不节、情志不遂等，肺脾肾三脏功能受损、气血阴阳不足，又因外感风、寒、湿、热之邪而发病。脏腑虚损是慢性肾炎的发病基础。患者先天禀赋不足，或房劳过度，生育不节，肾精亏耗；或饮食失调，劳倦太过，伤及脾胃；临床中常见脾肾虚弱致病者，脾虚而后天之本不充，日久及肾，肾虚温煦滋养失职，必脾气匮乏。外邪侵袭是其主要诱发因素。外感之邪伤及脏腑，以致肺脾肾三脏功能失调，水液代谢紊乱。如风邪外袭，肺失通调；湿毒浸淫，内归脾肺；水湿浸渍，脾气受困；湿热内盛，三焦壅滞等。大多数患者在病程及治疗中常因外感而使疾病反复或加重。

二、现代医学诊断要点和治疗

（一）诊断要点

凡蛋白尿持续 3 个月以上，伴血尿、水肿、高血压和（或）肾功能不全，均应注意本病的可能。

（1）起病缓慢，病情迁延，时轻时重，肾功能逐步减退，后期可出现贫血、电解质紊乱、血尿素氮、血肌酐升高等情况。

（2）可有水肿、高血压、蛋白尿、血尿及管型尿等表现中的一种或数种。临床表现多种多样，有时可伴有肾病综合征或重度高血压。

（3）病程中可因呼吸道感染等原因诱发急性发作，出现类似急性肾炎的表现。有些患者可自行缓解，有些患者病情逐步加重。

（二）现代医学治疗

慢性肾炎的治疗应以防止或延缓肾功能进行性恶化、改善或缓解临床症状及防治心脑血管并发症为主要目的。

1. 积极控制高血压和减少尿蛋白 高血压和蛋白尿是加速肾小球硬化、促进肾功能恶化的重要因素，积极控制高血压和减少蛋白尿是两个重要的环节。高血压的治疗目标：力争把血压控制在理想水平（＜130/80mmHg）。尿蛋白的治疗目标：争取减少至＜1g/d。

慢性肾炎常有水、钠潴留引起的容量依赖性高血压，故高血压患者应限盐（＜6g/d）；可选用噻嗪类利尿剂，如氢氯噻嗪 12.5～25mg/d。Ccr＜30mL/min 时，噻嗪类无效应改用袢利尿剂，一般不宜过多和长久使用。

其他降压药如 ACEI 或 ARB 类药物、β 受体阻滞剂、α 受体阻滞剂及血管扩张药等亦可应用。如无禁忌证，应尽量首选具有肾脏保护作用的降压药（如 ACEI 和 ARB 类药物）。血压控制欠佳时，可联合使用多种抗高血压药物将血压控制到靶目标值。多数学者认为肾病患者的血压应较一般患者控制更严格，蛋白尿≥1.0g/24h，血压应控制在 125/75mmHg；如果蛋白尿≤1.0g/24h，血压应控制在 130/80mmHg。

ACEI 或 ARB 除具有降低血压作用外，还有减少蛋白尿和延缓肾功能恶化的肾脏保护作用。后两种是通过对肾小球血流动力学的特殊调节作用（扩张入球和出球小动脉，但对出球小动脉扩张作用大于入球小动脉），降低肾小球内高压、高灌注和高滤过，并能通过非血流动力学作用（如抑制细胞因子、减少细胞外基质的蓄积）起到减缓肾小球硬化的发展和肾脏保护作用，为治疗慢性肾炎高血压和（或）蛋白尿的首选药物。通常要达到减少蛋白尿的目的，应用剂量需高于常规的降压剂量。肾功能损害的患者应用 ACEI 或 ARB 要防止高血钾，血肌酐＞264pmol/L（3mg/dL）时务必在严密观察下谨慎使用，少数患者应用 ACEI 有持续性干咳的副作用。掌握好适应证和应用方法，监测血肌酐、血钾，防止严重副作用尤为重要。

2. 限制食物中蛋白质及磷的入量 肾功能不全患者应限制蛋白质及磷的入量，根据肾功能的状况给予优质低蛋白饮食［0.6～0.8g/(kg・d)］，同时控制饮食中磷的摄入。在进食低蛋白饮食时，应适当增加碳水化合物的摄入以满足机体生理代谢所需要的热量，防止负氮平衡。在低蛋白饮食 2 周后可使用必需氨基酸或酮酸［0.1～0.2g/(kg・d)］。

3. 糖皮质激素和细胞毒药物 一般不主张积极应用，但是如果患者肾功能正常或仅轻度受损，病理类型较轻（如轻度系膜增生性肾炎、早期膜性肾病等），而且尿蛋白较多，无禁忌证者可试用，但无效者则应及时逐步撤去。

4. 避免加重肾脏损害的因素 感染、劳累、妊娠及肾毒性药物［如氨基糖苷类抗生素，含马兜铃酸的中药（如关木通、广防己等）］均可能损伤肾脏，导致肾功能恶化，应予以避免。

三、中医治疗

（一）辨证论治

1. 脾肾气虚

【证候特点】腰脊酸痛，疲倦乏力，浮肿，纳少，胃脘胀，大便溏，尿频或夜尿多，舌质淡红、有齿痕，苔薄白，脉细。

【治法】健脾补肾。

【代表方剂】四君子汤合肾气丸加减。

【基本处方】黄芪 15g，党参 15g，白术 15g，茯苓 20g，淫羊藿 15g，山药 15g，山萸肉 15g，茯苓 15g，牡丹皮 15g，泽泻 15g。

【临证加减】若浮肿明显者，可加泽泻、白茅根利水消肿；若脾虚湿困，头晕肢重，苔白厚浊者，可加藿香、薏苡仁、苍术等芳香化湿健脾；若脾虚便溏甚者，可加扁豆、芡实等健脾助运。

2. 肺肾气虚

【证候特点】面色萎黄，少气乏力，面浮肢肿，易感冒，腰脊酸痛，舌质淡，苔白润，有齿印，脉细弱。

【治法】益肺补肾。

【代表方剂】玉屏风散加减。

【基本处方】黄芪 18g，白术 15g，防风 12g，女贞子 12g，黄精 12g，茯苓 15g，山萸肉 15g。

【临证加减】若外感症状突出者宜急则治其标，可先用宣肺解表祛邪之剂，如咽干肿痛，伴发热咳嗽者，可用银翘散、麻黄连翘赤小豆汤加减。下肢浮肿较甚，小便量少，或腹部胀满者，加大腹皮、白茅根、车前草以利水消肿；服药后小便仍不利，或水肿较为严重者，用上方加葶苈子加强泻水，注意应中病即止；大便稀溏者，加干姜、熟附子温肾助阳止溏；如尿蛋白定性为（++）或（+++）者，加金樱子、菟丝子以收涩固敛；血尿或尿中红细胞（++），加白茅根、三七以止血。

3. 脾肾阳虚

【证候特点】畏寒肢冷，浮肿明显，面色白，腰脊酸痛或胫酸腿软，神疲，纳呆或便溏，男子遗精、阳痿、早泄，女子月经失调，舌嫩淡胖、有齿痕，脉沉细或沉迟无力。

【治法】温补脾肾。

【代表方剂】附子理中丸加减。

【基本处方】炙附子 10～15g（先煎），党参 15g，白术 15g，干姜 15g，菟丝子 15g，黄芪 18g，淫羊藿 20g，茯苓 15g，炙甘草 5g。

【临证加减】若脾虚症状明显者，重用黄芪、党参益气健脾；若伴胸水，咳嗽气促不能平卧者，加用葶苈大枣泻肺汤以泻肺利水；若有腹水，可用五皮饮加减；兼有瘀血，面色黧黑，腰痛固定，痛如针刺，舌质暗红，或舌上有瘀点，加丹参、泽兰、桃仁以活血。

4. 肝肾阴虚

【证候特点】目睛干涩或视物模糊，头晕，耳鸣，五心烦热，口干咽燥，腰脊酸痛，梦遗或月经失调，舌红少苔，脉弦细或细数。

【治法】滋补肝肾。

【代表方剂】六味地黄汤合二至丸加减。

【基本处方】女贞子 12g，墨旱莲 12g，生地黄 15g，山药 12g，山茱萸 12g，白芍 12g，泽泻 15g，茯苓 15g。

【临证加减】伴咽痛者，酌加玄参、知母、黄柏清热利咽；伴血尿或尿检红细胞者，酌加大蓟、白茅根、仙鹤草、三七止血；大便干结者，加用玄参、大黄泻下通便；肝阳上亢，头痛头晕，视物不清，急躁，夜寐不安者，酌加天麻、钩藤、决明子以平肝潜阳。注意滋补肝肾之品往往味厚滋腻，可助湿伤中，在药物应用上应减轻滋腻之品的用量，或配以淡渗利湿之品，或配以醒脾开胃之品。

5. 气阴两虚

【证候特点】面色无华，少气乏力，易感冒，午后低热，或手足心热，口干咽燥或长期咽痛，咽部暗红，舌质偏红，少苔，脉细或弱。

【治法】益气养阴。

【代表方剂】生脉饮加减。

【基本处方】太子参 18g，麦冬 12g，女贞子 12g，生地黄 15g，山茱萸 12g，黄芪 18g。

【临证加减】若咽痛日久，咽喉暗红者，可加沙参、桃仁、赤芍以养阴化瘀；纳呆腹胀者加砂仁、木香、枳壳行气和胃；易感冒者合用玉屏风散加减；五心烦热者，可加地骨皮、鳖甲、墨旱莲滋阴清热。

（二）单方验方

1. 加味清心莲子饮　黄芪 50g，党参、麦冬、车前子、地骨皮各 20g，茯苓、柴胡、黄芩、石莲子、甘草各 15g，益母草、白花蛇舌草各 30g。水煎取汁约 200mL，分 2 次服，每日 1 剂。适用于气阴亏虚型的慢性肾炎患者。

2. 蛋白尿验方　芡实、白术、茯苓各 10g，山药 15g，菟丝子、金樱子、黄精各 20g，百合 25g，枇杷叶 5g。水煎服。用于脾肾气虚，蛋白尿长期不消者。

（三）中成药

1. 百令胶囊（金水宝胶囊）　每次 4 粒，每日 3 次。适用于各证型慢性肾炎患者。

2. 六味地黄丸　每次 1 丸，每日 3 次。适用于肾阴不足者。

3. 知柏地黄丸　每次 1 丸，每日 2 次。适用于肝肾阴虚火旺者。

4. 金匮肾气丸　每次 6g，每日 2～3 次。本方温补肾阳，适用于肾阳不足、命门火衰者。

5. 火把花根片　每次 4 片，每日 3 次。适用于兼湿热证者。

（四）中药外治

1. 外贴法　新鲜生姜切成片以胶布固定外贴于双侧内关、足三里，且上下肢穴位交叉按摩。具体做法：左侧内关配右侧足三里，右侧内关配左侧足三里，按摩时间约 10min。若生姜干燥后可再换新鲜生姜使用，适用于慢性肾炎因脾肾两亏、湿阻血瘀而致尿蛋白长期不消或肢体浮肿的患者。

2. 泡脚法 桂枝 50g，川芎 100g，毛冬青 100g。加水煎沸后，纳于泡脚盆中，至合适温度后泡双足。适用于慢性肾炎反复下肢浮肿的患者。

（五）推拿治疗

目前文献研究较少，主要以改善临床症状为主，如腰酸腿痛等。

（六）针灸治疗

【主穴】关元、气海、中脘、百会、足三里、三阴交、肾俞。

【配穴】内关、复溜、照海、阳陵泉、列缺、中极。

【操作方法】临床随症加减。采用相应补泻手法，留针 30min。

四、经典医案

案 1 李某，男，33 岁，2017 年 1 月 3 日因“反复尿中泡沫十余年”初诊。2004 年患者因双下肢浮肿伴蛋白尿于外院就诊，行肾穿刺活检术后病理提示肾小球轻度系膜增生病变，合并肾小管间质急性病变，经激素 + 雷公藤等治疗后，尿蛋白转阴，浮肿减退。2016 年 6 月复查尿蛋白 +，当地医院予以 ACEI 联合中成药治疗，定期复查尿常规波动在 + 与 ++ 之间，2016 年 12 月 5 日查尿常规显示尿蛋白 ++，尿蛋白 - 肌酐比值 0.72g/g，肾功能显示血肌酐 104μmol/L，血尿酸 411μmol/L，血清白蛋白正常。

初诊：患者神清，精神尚可，无头晕头痛，无发热恶寒，无鼻塞流涕，腰酸，双下肢轻度浮肿，纳一般，眠尚可。小便夹杂泡沫，大便尚调。舌淡，苔黄微腻，脉沉。血压正常。接诊后，刘旭生教授认为，根据患者病史、症状及相关检查，可明确西医诊断为慢性肾小球肾炎，中医诊断为尿浊（脾肾气虚，湿热瘀阻），治以健脾利湿，补肾活血兼清热。拟方如下：

黄芪 20g，山药 15g，白术 15g，薏苡仁 30g，山萸肉 15g，菟丝子 15g，杜仲 15g，芡实 15g，牡丹皮 15g，莲须 15g，漏芦 15g，甘草 5g。

辅以肾炎康复片健脾补肾，益气养阴，清解余毒。西医治疗方案为服用盐酸贝那普利片，每次 10mg，每日 1 次。

二诊（**2017 年 2 月 7 日**）：复查尿常规显示尿蛋白 ++，尿蛋白 - 肌酐比值 0.4g/g。患者尿蛋白 - 肌酐比值较前下降，考虑尿蛋白漏出减少。症见双下肢浮肿较前减退，腰酸稍减轻，余症基本同前。拟方如下：

黄芪 30g，山药 15g，白术 15g，薏苡仁 20g，山萸肉 15g，菟丝子 15g，杜仲 15g，益智仁 15g，金樱子 15g，芡实 15g，牡丹皮 15g，甘草 5g。

该方在前方基础上予黄芪加量至 30g，薏苡仁减量至 20g，去莲须、漏芦，加益智仁 15g，金樱子 15g 以加强补肾固涩。

三诊（**2017 年 3 月 7 日**）：复查尿常规正常，尿蛋白 - 肌酐比值 0.2g/g。患者尿蛋白转阴，考虑尿蛋白漏出较初诊时明显减少，病情改善。症见少许鼻塞，流涕，腰酸，纳眠可，大便调，小便泡沫较前减少，舌淡，苔薄黄，脉沉细。拟方如下：

黄芪 30g，山药 20g，白术 15g，山萸肉 15g，菟丝子 15g，杜仲 15g，益智仁 15g，金樱子 15g，芡实 20g，牡丹皮 15g，紫苏叶 10g，甘草 5g。

该方在前方基础上山药、芡实加量以加强健脾补肾之力，去山萸肉减轻滋腻之味，加紫苏叶 10g 祛风散寒解表。经治疗后患者鼻塞、流涕等症状较前明显改善，维持中药汤剂口服、肾炎康复片及盐酸贝那普利片治疗，定期复查尿常规均为阴性，随访 2017 年底患者无不适。

解读：患者以“腰酸、双下肢轻度浮肿、小便夹泡沫”为主症就诊，西医检查尿蛋白阳性，四诊合参，刘旭生教授辨证其病机根本为脾肾气虚，夹杂湿热血瘀等病理因素，予山药、白术、薏苡仁健脾祛湿，黄芪补益中气的同时具有 ACEI 样的作用，对治疗蛋白尿具有较好疗效。山萸肉、菟丝子、芡实固肾涩精止泻，杜仲补肝肾强筋骨，漏芦清热祛湿，牡丹皮、莲须凉血止血，甘草调和诸药，辅以肾炎康复片健脾补肾，清热解毒。经治疗后患者蛋白尿减少，症状改善后加强中药的补益脾肾之力，使后天脾土生化有源，肾精充足，减少精微物质漏出，疗效较好。

案2　王某，女，32岁，2017年6月13日因“反复血尿、蛋白尿1年余”初诊。患者2015年8月体检发现尿潜血阳性，2015年10月22日外院尿常规显示尿蛋白++，尿潜血++++，尿红细胞位相显示畸形/总数54000个/66000个，肾功能检查显示血清肌酐61μmol/L，诊断为慢性肾炎综合征，予氯沙坦钾片25mg，每日1次，口服，降压消蛋白；百令胶囊口服补肾填精。经治疗后患者尿蛋白较前稍改善，定期复查尿蛋白波动在-～+，尿潜血波动在+++～++++，尿蛋白-肌酐比值波动在0.12～0.58g/g。2017年5月4日查尿常规显示尿白细胞酯酶（+），尿潜血+++，尿蛋白±。尿白蛋白肌酐比171.44g/g。2017年6月13日我院查尿常规显示尿潜血++++，尿蛋白+++，尿蛋白-肌酐比值0.62g/g。

初诊：患者精神疲倦，尿频急，腰酸，余无特殊不适，纳可，眠稍欠，夜尿1次，大便每日1次，成形。舌红，苔薄黄，脉沉细。接诊后，刘旭生教授认为，根据患者病史、症状及相关检查，可明确西医诊断为慢性肾炎综合征，中医诊断为尿浊（脾肾气虚，湿热瘀阻），治以健脾利湿，补肾活血兼清热。拟方如下：

金樱子15g，茜草炭15g，藕节15g，益智仁15g，杜仲15g，炙甘草5g，山萸肉10g，山药15g，茯神20g，黄芪30g，菟丝子15g，芡实20g，丹参15g。

辅以黄葵胶囊清热利湿，金水宝胶囊补益肾精。西医治疗方案为氯沙坦钾片50mg，每日1次。

二诊（2017年7月11日）：7月11日复查尿常规显示尿蛋白+，尿潜血++++，尿蛋白-肌酐比值0.31g/g。患者尿蛋白-肌酐比值较前下降，考虑尿蛋白漏出减少。症见尿频、尿急较前改善，腰酸稍减轻，眠稍欠，余症基本同前。拟方如下：

金樱子15g，茜草炭15g，藕节15g，益智仁15g，杜仲15g，炙甘草5g，山萸肉10g，山药15g，茯神20g，黄芪30g，菟丝子15g，芡实20g，桑寄生 15g，首乌藤 15g。

该方在前方基础上去丹参，加桑寄生 15g，首乌藤 15g。

三诊（2017 年 9 月 11 日）：复查尿常规显示尿蛋白 ±，尿潜血 +++，尿蛋白 - 肌酐比值 0.21g/g。患者尿蛋白转阴，考虑尿蛋白漏出较初诊时明显减少，病情改善。患者症见：现无尿频急、腰酸等不适，纳眠可，大便调，舌红，苔少，脉弦细滑，拟方如下：

金樱子 15g，茜草炭 15g，太子参 15g，益智仁 15g，杜仲 15g，炙甘草 5g，山萸肉 10g，山药 15g，茯苓 20g，黄芪 30g，菟丝子 15g，芡实 20g，黄精 15g，三七粉 1 袋（冲服）。

经治疗后患者病情稳定，维持中药汤剂、黄葵胶囊、金水宝胶囊、氯沙坦钾片治疗，定期复查尿常规均为阴性，随访至 2017 年底患者无不适。

解读：患者以“血尿、尿频急、腰酸”为主症就诊，西医检查尿蛋白、尿潜血阳性，四诊合参，刘旭生教授辨证其病机为脾肾气虚，湿热瘀阻，夹杂湿热血瘀等病理因素。刘旭生教授在方药中加黄芪、山药补益脾土之气，加金樱子、益智仁、杜仲、山萸肉、菟丝子、芡实等补肾填精，患者舌红、苔黄较明显，考虑患者血热明显，故在方药中加茜草炭、藕节、丹参等凉血活血，患者眠差，加茯神宁心安神；二诊患者尿频、尿急症状改善，蛋白尿较前减少，但腰酸、夜眠仍欠佳，予加桑寄生补肾强筋骨，首乌藤养心安神；三诊减少寒凉之品，加强补益脾肾之力，随诊患者无特殊不适，病情稳定。

刘旭生教授经验介绍：

慢性肾小球肾炎发病较为缓慢，病程较长，临床表现不一。治疗以防止或延缓肾功能进行性恶化、改善或缓解临床症状、防治严重并发症为主要目的。

（1）积极控制高血压和减少蛋白尿。尿蛋白≥1g/g，血压应控制在 125/75mmHg 以下；尿蛋白＜1g/g，血压控制可放宽在 130/80mmHg 以下。针对慢性肾炎患者，临床上多使用 ACEI/ARB 类降压药控制血压的同时，减少尿蛋白和延缓肾功能恶化。

（2）肾功能不全氮质血症患者应限制蛋白质及磷的摄入量，必要时采用优质低蛋白饮食或加用必需氨基酸或酮酸。

（3）抗血小板聚集药对系膜毛细血管性肾炎具有一定的降尿蛋白作用。

（4）糖皮质激素和细胞毒药物一般不主张积极应用，视患者病情个体化应用。

（5）避免加重肾脏损害的因素，如感染、劳累、妊娠及服用肾毒性药物等。两例患者为年轻人，其中一例肾穿刺活检病理类型较轻，两例患者尿蛋白均小于 1g，西医方面刘旭生教授暂不予糖皮质激素等激进的治疗方法，而是予 ACEI 降压消尿蛋白，嘱患者定期测量血压，防止出现低血压等不良事件发生，注意防治感染，避免服用肾毒性药物，注意休息等日常生活防护。

刘旭生教授认为，慢性肾炎病程较久，病机通常表现为虚实夹杂，寒热错杂。其中正虚主要有肺、脾、肾的不司，然而脾肾虚损为病机的关键，脾虚是慢性肾炎发病和病机演变的重要环节，肾虚是慢性肾炎演变和转归的必然结果。在疾病发病的过程中，水湿、热毒、瘀血是导致其加重和发展的因素。

五、日常调养

（一）生活习惯

慢性肾炎患者若无明显水肿及高血压，血尿、蛋白尿不严重，无肾功能不全表现者，可以从事轻微工作或学习，但要避免过劳、受寒，防止呼吸道感染，避免使用肾毒性药物。有明显水肿、高血压和持续性血尿、肾功能进行性减退者，均应休息和积极治疗。

（二）饮食调适

慢性肾炎的饮食治疗应根据肾功能损害的程度来确定蛋白质的摄入

量，对病程长、肾功能正常者，食物中的蛋白质不必严格限制，但每天不宜超过 1g/kg，优质蛋白质要达到 50% 以上。慢性肾炎肾功能不全患者应根据肾功能减退程度控制蛋白摄入量，一般限制在每天 30～40g，多给予优质蛋白，如瘦肉、鸡蛋和牛奶等。

由于部分患者限制了蛋白质的摄入，其热能的供给要以碳水化合物和脂肪为主要来源，能量供给视劳动强度而定。成人每日可供给 30～35kcal/kg，并要满足患者活动的需要。严重水肿及高血压时，钠盐的量要控制在每日 3g 以下，甚至给予无盐饮食，一般以低盐为宜。慢性肾炎患者忌食咸菜、酱豉、腌腊等制品。

肾脏疾病患者伴有高血压和贫血症状者不宜摄入肥肉、蛋黄、动物肝脏等高脂肪、高胆固醇食品。尽量减少辛辣刺激性食物的摄入，如多种香料、胡椒、辣椒、咖喱、芥末等。减少高嘌呤食物的摄入，如动物的肝、肾、脑及鱼卵、沙丁鱼等。

（三）精神心理调适

患者应保持乐观开朗的心情，放下思想压力，同时配合医生进行积极治疗。医生要加强与患者及家属的沟通，鼓励患者了解自己的病情，取得患者的配合。同时要鼓励患者说出自己的想法，鼓励患者胸怀开阔，思想放松，避免消极悲观，树立战胜疾病的信心，早日康复。同时家人的关心鼓励也很重要。同时患者也要认识到慢性肾炎是一种需要长期治疗的疾病，个人生活起居、饮食调理、对医师治疗的配合程度对病情也有很大的影响。

（四）其他

慢性肾炎是一种持续性进行性发展的肾脏疾病，病变均为缓慢进展，最终可发展至终末期肾衰竭——尿毒症。其发展的速度主要取决于肾脏病理类型、延缓肾功能进展的措施、药物治疗的反应及各种危险因素的预防。

关于肾穿刺活检：由于肾脏疾病的种类繁多，病因及发病机制复杂，许多肾脏疾病的临床表现与肾脏的组织学改变并不完全一致。比如，临床表现为肾病综合征，病理可以呈现为微小病变、轻微病变、轻度系膜增生、膜性肾病、膜增生性肾炎、局灶节段硬化等多种改变，其治疗方案及病情的发展结果差别极大。另外，肾脏病的不同发展时期其组织病理改变也不一致。所以了解肾脏组织形态学的改变对临床医生判断病情、治疗疾病和估计预后具有重要的意义。目前，肾脏病理检查结果已经成为肾脏疾病诊断的金指标。概括起来，肾脏病理检查的意义主要有以下几点。① 明确诊断：通过肾活检可以使超过 1/3 患者的临床诊断得到修正。② 指导治疗：通过肾活检可以使将近 1/3 患者的临床治疗方案得到修改。③ 评估预后：通过肾活检可以更为准确地评价肾脏病患者的预后。同时肾穿刺活检作为一种成熟的穿刺检查，其安全性非常高，只要操作规范，做好穿刺前准备，基本上不会出现严重的并发症。因此，慢性肾炎患者，倘若临床无明显禁忌证，应尽快行肾穿刺活检。

（五）药膳食疗方

1. 黑豆苡仁饮 黑大豆 30g，生薏苡仁、熟薏苡仁各 20g，赤小豆 15g，荷叶 6g。加水煮至熟烂，食豆饮汤，可长期服用。用于慢性肾炎后期，因脾肾两亏、湿阻血瘀而致尿蛋白长期不消，或仍微肿者。

2. 冬瓜赤小豆粥 冬瓜 50g，赤小豆 50g，粳米 50g。冬瓜洗净后连皮切块，和赤小豆、粳米一起放入砂锅内，加水文火煎煮至赤小豆烂熟成粥即可，早晚服食。用于慢性肾炎早期湿热症状明显的血尿、蛋白尿患者。

3. 补肾三皮汤 葫芦皮、冬瓜皮、西瓜皮各 30g，红枣 10 个。同放锅内加水约 400mL，煎至约 150mL，去渣即成。饮汤，每日 1 剂，至浮肿消退为止。

第二节

肾病综合征

一、疾病概述

肾病综合征（nephrotic syndrome，NS）是由国外学者 Hriction 于 1932 年提出的，用以概括肾小球疾病中的一组综合征。肾病综合征是以大量蛋白尿（尿蛋白定量＞3.5g/24h）、低蛋白血症（血浆白蛋白＜30g/L）、伴或不伴水肿及高脂血症为特征的临床综合征，容易合并感染、急性肾衰竭、深静脉血栓事件等并发症。肾病综合征在儿童肾小球疾病中占 70%～90%，在成人中占 20%～30%。肾病综合征传统上分为原发性和继发性 2 种。原发于肾小球本身的称为原发性肾病综合征；继发于全身性疾病，如系统性红斑狼疮、过敏性紫癜、糖尿病、乙型肝炎、肝硬化、恶性肿瘤、淀粉样变性等，称为继发性肾病综合征。原发性肾病综合征需排除上述各种继发性疾病后方可诊断。肾小球滤过膜由毛细血管内皮细胞层、基底膜和肾小球囊脏层上皮细胞层组成，此滤过膜对蛋白质过滤起屏障作用。患肾病综合征时，此屏障作用受损，蛋白质滤出增加，因而出现蛋白尿。因尿中大量丢失蛋白，血浆蛋白降低，血浆胶体渗透压下降，改变了毛细血管内与组织间液体的交换平衡，水液潴留在组织间隙内形成水肿。由于有效血容量减少，促进肾素 - 血管紧张素 - 醛固酮系统分泌增加，引起水钠潴留，另外因肾血流量减少，使肾小球滤过率下降，也促使水肿发生。持久大量蛋白尿，使血浆蛋白特别是白蛋白浓度降低，可出现白蛋白、球蛋白比例倒置，患者常伴有营养不良，一般呈负氮平衡。肾病综合征的脂质代谢紊乱机制还不很清楚，大都认为与肾脏长期丢失蛋白质在促进肝内白蛋白合成的同时促进脂蛋白的生成、脂蛋白代谢减少有关。

本病的治疗应尽量找出病因，排除继发性因素。肾病综合征一般均需通过肾活检明确其病理改变类型，为治疗方案的选择和预后的估计提供依据，治疗上多以利尿消肿、降脂、预防血栓、使用血管紧张素转换酶抑制剂（ACEI）或血管紧张素Ⅱ受体拮抗剂（ARB）等对症治疗，同时给予积极控制蛋白尿，常用激素或者联合免疫抑制剂、细胞毒药物治疗为主，本病病程绵长，复发率高，且并发症多，单纯西药治疗往往不能取得理想效果，尤其是一些难治性肾病综合征，临床治疗更感棘手。本文主要讨论原发性肾病综合征（PNS）。

本病属于中医学“水肿”“虚劳”的范畴。中医学认为，该病以脾肾功能失调为重心，以阴阳气血不足，尤其是阳气不足为病变之本，以水湿、湿热、瘀血阻滞为病变之标，表现为虚中夹实之证。疾病过程中易感外邪，也常因外感而加重病情。如病情迁延，正气愈虚，邪气愈盛，日久则可发生癃闭、肾衰竭等病。

二、现代医学诊断要点和治疗

（一）诊断要点

1. 临床诊断

（1）大量蛋白尿（＞3.5g/24h）。

（2）低蛋白血症（白蛋白＜30g/L）。

（3）明显水肿。

（4）高脂血症。

其中前两条为必备条件。同时必须排除继发性因素。

2. 病理诊断

肾活检可确定肾组织病理类型，引起肾病综合征的主要病理类型有微小病变型肾病（MCNS）、系膜增生性肾炎（MesPGN）、局灶节段性肾小球硬化（FSGS）、膜性肾病（MN）、膜增殖性肾炎（MPGN）及IgA肾病等6种。

（二）现代医学治疗

1. 一般治疗

应适当注意休息，避免到公共场所和预防感染。病情稳定者应适当活动，以防止静脉血栓形成。

给予正常量0.8～1.0g/(kg·d)的优质蛋白（富含必需氨基酸的动物蛋白）饮食。热量要保证充分，每日不应少于126～147kJ/kg（30～35kcal/kg）。尽管患者丢失大量尿蛋白，但由于高蛋白饮食增加肾小球高滤过，加重蛋白尿并促进肾脏病变进展，故不主张患者摄入高蛋白饮食。

水肿时应低盐（＜3g/d）饮食。为减轻高脂血症，应少进富含饱和脂肪酸（动物油脂）的饮食，而多吃富含多聚不饱和脂肪酸（如植物油、鱼油）及富含可溶性纤维（如燕麦、米糠及豆类）的饮食。

2. 对症治疗

（1）利尿消肿　对肾病综合征患者利尿治疗的原则是不宜过快过猛，以免造成血容量不足、加重血液高黏滞倾向，诱发血栓、栓塞并发症。

① 噻嗪类利尿剂：主要作用于髓袢升支厚壁段和远曲小管前段，通过抑制钠和氯的重吸收，增加钾的排泄而利尿。常用氢氯噻嗪25mg，每日3次口服。长期服用应防止低钾、低钠血症。

② 袢利尿剂：主要作用于髓袢升支，对钠、氯和钾的重吸收具有强力的抑制作用。常用呋塞米（速尿）20～120mg/d，分次口服或静脉注射。在渗透性利尿剂应用后随即给药效果更好。应用袢利尿剂时需谨防低钠血症及低钾低氯性碱中毒。

③ 潴钾利尿剂：主要作用于远曲小管后段，排钠、排氯，但潴钾，适用于低钾血症的患者。单独使用时利尿作用不显著，可与噻嗪类利尿剂合用。常用醛固酮拮抗剂螺内酯20mg，每日3次。长期服用防止高钾血症，对肾功能不全患者应慎用。

④ 渗透性利尿剂：通过提高血浆胶体渗透压，使组织中水分重吸收入血，同时在肾小管腔内形成高渗状态，减少水、钠的重吸收而达到利尿目的。可选择低分子右旋糖酐等。但尿量＜400mL/d的患者应慎用，因为此类药物易与Tamm-Horsefall糖蛋白和尿中的白蛋白在肾小管管腔内形成管型而堵塞肾小管，并由于其高渗作用导致肾小管上皮细胞变性、坏死，导致急性肾损伤。

⑤ 提高血浆胶体渗透压：血浆或白蛋白等静脉输注可提高血浆胶体渗透压，促进组织中水分回吸收并利尿，如继而用呋塞米60～120mg加于葡萄糖溶液中缓慢静脉滴注，通常能获得良好的利尿效果。多用于低血容量或利尿剂抵抗、严重低蛋白血症的患者。由于输入的白蛋白可引起肾小球高滤过及肾小管高代谢造成肾小球脏层及肾小管上皮细胞损伤，现多数学者认为，非必要时不宜多使用。

（2）减少尿蛋白　持续性大量蛋白尿本身可导致肾小球高滤过、加重肾小管-间质损伤、促进肾小球硬化，是影响肾小球疾病预后的重要因素。已证实减少尿蛋白可以有效延缓肾功能的恶化。

血管紧张素转换酶抑制剂（ACEI）或血管紧张素Ⅱ受体阻滞剂（ARB），除有效控制高血压外，均可通过降低肾小球内压和直接影响肾小球基底膜对大分子的通透性，有不依赖于降低全身血压的减少尿蛋白作用。用ACEI或ARB降低尿蛋白时，所用剂量一般比常规降压剂量大，才能获得良好疗效。

3. 免疫抑制治疗

糖皮质激素和细胞毒药物仍然是治疗肾病综合征的主要药物，原则上应根据肾活检病理结果选择治疗药物及确定疗程。

（1）糖皮质激素（以下简称激素）　通过抑制免疫炎症反应，抑制醛固酮和抗利尿激素分泌，影响肾小球基底膜通透性等综合作用而发挥其利尿、消除尿蛋白的疗效。使用原则如下。① 起始足量：常用药物为泼尼松1mg/(kg·d)，口服8周，必要时可延长至12周；② 缓慢减药：足量治疗后每2～3周减原用量的10%，当减至20mg/d时病情易复发，应更加缓慢减量；③ 长期维持：最后以最小有效剂量（10mg/d）再维持半年左右。激素可采取全日量顿服，维持用药期间两日量隔日一次顿服，以减轻激素的副作用。水肿严重、有肝功能损害或泼尼松疗效不佳时，应更换为甲泼尼龙（等剂量）口服或静脉滴注。因地塞米松半衰期长，副作用大，现已少用。

根据患者对糖皮质激素的治疗反应，可将其分为“激素敏感型”（用药8～12周内肾病综合征缓解）、“激素依赖型”（激素减药到一定程度即复发）和“激素抵抗型”（常规激素治疗无效）3类。

长期应用激素的患者可出现感染、药物性糖尿病、骨质疏松等副作用，少数病例还可能发生股骨头无菌性缺血性坏死，需加强监测，及时处理。

（2）细胞毒药物　这类药物可用于“激素依赖型”或“激素抵抗型”的患者，协同激素治疗。若无激素禁忌，一般不作为首选或单独治疗用药。

① 环磷酰胺：是国内外最常用的细胞毒药物，在体内被肝细胞微粒体羟化，代谢产物具有较强的免疫抑制作用。应用剂量为2mg/(kg・d)，分1～2次口服；或200mg，隔日静脉注射。累积量达6～8g后停药。主要副作用为骨髓抑制及肝损害，并可出现性腺抑制（尤其是男性）、脱发、胃肠道反应及出血性膀胱炎等。

② 苯丁酸氮芥：苯丁酸氮芥2mg，每日3次口服，共服用3个月，由于毒副作用及疗效欠佳，目前已少用。

（3）钙调神经蛋白抑制剂　环孢素（cyclosporin A，CsA）属钙调神经蛋白抑制剂，能选择性抑制T辅助细胞及细胞毒效应细胞，已作为二线药物用于治疗激素及细胞毒药物无效的难治性肾病综合征。常用量为3～5mg/(kg・d)，分2次空腹口服，服药期间需监测并维持其血浓度谷值为100～200ng/mL。服药2～3个月后缓慢减量，疗程至少1年。副作用有肝肾毒性、高血压、高尿酸血症、多毛及牙龈增生等。停药后易复发，使其广泛应用受到限制。他克莫司（tacrolimus，FK506）也属钙调神经蛋白抑制剂，但肾毒性副作用小于环孢素。成人起始治疗剂量为0.05mg/

(kg·d)，血药浓度保持在 5～8ng/mL，疗程为 6～12 个月。

（4）吗替麦考酚酯　吗替麦考酚酯（mycophenolate mofetil，MMF）在体内代谢为霉酚酸，后者为次黄嘌呤单核苷酸脱氢酶抑制剂，抑制鸟嘌呤核苷酸的经典合成途径，故而选择性抑制 T、B 淋巴细胞增殖及抗体形成达到治疗目的。常用量为 1.5～2g/d，分 2 次口服，疗程 3～6 个月，减量维持半年。已广泛用于肾移植后排斥反应，副作用相对较小。近年一些报道表明，该药对部分难治性肾病综合征有效，尽管尚缺乏大宗病例的前瞻对照研究结果，但已受到重视。

应用激素及细胞毒药物治疗肾病综合征可有多种方案，原则上应以增强疗效的同时最大限度地减少副作用为宜。对于是否应用激素治疗、疗程长短以及是否应该使用细胞毒药物等，应结合患者肾小球病理类型、年龄、肾功能和有无相对禁忌证等情况不同而区别对待，制订个体化治疗方案。

三、中医治疗

（一）辨证论治

1. 风水相搏

【证候特点】起始眼睑浮肿，继则四肢、全身亦肿，皮肤光泽，按之凹陷，易复发，伴有发热、咽痛、咳嗽等症，舌苔薄白，脉浮或数。

【治法】疏风清热，宣肺行水。

【代表方剂】越婢加术汤加减。

【基本处方】麻黄 9g，生石膏 30g（先煎），白术 12g，大枣 5 枚，浮萍 15g，泽泻 18g，茯苓 15g，石韦 15g，生姜皮 10g。

【临证加减】偏于风热者，加板蓝根、桔梗以疏解风热；偏于风寒者，加紫苏、桂枝以发散风寒；水肿重者，加白茅根、车前子以利水消肿。

2. 湿热内蕴

【证候特点】浮肿明显，肌肤绷急，腹大胀满，胸闷烦热，口苦口干，大便干结或便溏，肛门灼热，小便短黄，舌红，苔黄腻，脉滑数。

【治法】清热利湿，利水消肿。

【代表方剂】疏凿饮子加减。

【基本处方】泽泻 15g，茯苓皮 18g，大腹皮 12g，秦艽 12g，车前草 15g，石韦 15g，白花蛇舌草 15g，蒲公英 15g，苦参 15g，甘草 6g。

【临证加减】伴有血尿者，可加白茅根、茜草及大蓟、小蓟以清热利湿，凉血止血。

3. 水湿浸渍

【证候特点】多由下肢先肿，逐渐遍及全身，下肢为甚，按之没指，不易恢复，伴有胸闷腹胀，身重困倦，纳少泛恶，小便短少，舌苔白腻，脉濡缓。

【治法】健脾化湿，通阳利水。

【代表方剂】五皮饮合胃苓汤加减。

【基本处方】桑白皮 15g，陈皮 10g，茯苓皮 18g，生姜皮 10g，白术 15g，泽泻 15g，猪苓 18g，桂枝 6g，石韦 15g，益母草 15g，大枣 5 枚。

【临证加减】若肿甚而喘者，可加麻黄、葶苈子以利水平喘。

4. 脾虚湿困

【证候特点】面浮肢肿，反复消长，劳累后午后加重，腹胀纳少，面色萎黄，神疲乏力，尿少色清，大便或溏，舌苔白滑，脉象细弱。

【治法】温运脾阳，利水消肿。

【代表方剂】实脾饮加减。

【基本处方】黄芪 30g，白术 15g，茯苓 15g，桂枝 6g，大腹皮 12g，广木香 12g（后下），厚朴 12g，益母草 15g，泽泻 15g，猪苓 18g，大枣 5 枚。

【临证加减】尿蛋白多者，加桑螵蛸、金樱子以固涩精气；血清蛋白低，水肿不退者，加鹿角胶、菟丝子以补肾填精，化气行水。

5. 阳虚水泛

【证候特点】全身高度浮肿，腹大胸满，卧则促甚，形寒神倦，面色白，纳少，尿短少，舌质淡胖，边有齿印，苔白，脉象沉细或结代。

【治法】温肾助阳，化气行水。

【代表方剂】阳和汤加味。

【基本处方】麻黄6g，干姜6g，熟地黄20g，肉桂3g（另焗），白芥子6g，鹿角胶12g（另烊），甘草6g，黄芪30g，益母草15g。

【临证加减】若心悸、唇绀、脉结代者，则甘草改为炙甘草，加丹参以活血通脉定悸；若喘促、汗出、脉虚、面浮者，宜加人参、五味子、煅牡蛎以益气固脱，宁心定悸。

（二）单方验方

1. 益肾汤　生地黄15g，太子参15g，党参10g，黄芪20g，茯苓9g，巴戟天9g，补骨脂9g，胡芦巴9g。

2. 参芪地黄丸　黄芪10g，党参15g，白术6g，薏苡仁10g，熟地黄10g，山茱萸5g，泽泻10g，牡丹皮6g，桑寄生10g，牛膝10g，益母草10g。

（三）中成药

1. 火把花根片　每次4片，每日3次。适用于湿热壅盛型。

2. 百令胶囊（金水宝）　每次4片，每日3次。适用于肺肾气虚型。

（四）中药外治

1. 药浴　生麻黄、桂枝、细辛各30～60g等量组成，煮沸20min后，加温水10倍，令患者洗浴，保持水温，以周身出汗为宜。每次15～30min，每日1～2次，10天为1个疗程，可连续2个疗程。

2. 药浴加肛滴　以加味补阳还五汤制成药浴。药物组成：黄芪、当归尾、川芎、赤芍、桃仁、红花、益母草、茜草、淫羊藿、桂枝、麻黄、生姜等。用量为常规量的4～5倍，制成浓度为10%的药液，每2日药浴1次，10次为1个疗程。同时将滋阴降火中药龟甲、地骨皮、女贞子、生地黄、知母等制成药液肛滴，每日1次，协同药浴。根据病情可随证加减药物。

（五）推拿治疗

（1）患者取俯卧位，医者立于患者一侧，以双手拇指点按脾俞、胃俞、三焦俞、肾俞、小肠俞。操作手法宜轻柔缓和。

（2）患者侧卧位，双下肢并拢，髋、膝关节微屈。医生立于患者一侧，双手四指掌侧着力于双下肢外侧，做对称的旋摩动作，由踝关节至髋关节，如此由下向上操作5～7次，最后按摩两侧足三里穴3～5min，结束治疗。

（六）针灸治疗

1. 体针　取脾俞配足三里，肾俞配太溪，用补法。另重灸气海以助阳化气，用泻法针水分以利水邪。每日1次，10天为1个疗程。

2. 耳针　可取肝、肾、脾、皮质下、膀胱等穴。每次取其中2～3穴，双侧，中等刺激，隔日1次。针后留针20～30min，7次为1个疗程。

四、经典医案

案1　江某，男，49岁，于2014年12月5日因“反复双下肢水肿浮肿4年余，再发2周”来诊。患者2010年5月出现双下肢浮肿，查24h尿蛋白定量为3952mg，在外院完善相关检查后诊断为原发性肾病综合征，经足量激素规范治疗后，肾病综合征逐渐缓解。2012年2月停用激素。此次就诊前的2周，因外感后再次出现双下肢浮肿，查尿常规显示尿蛋白++++，尿潜血++，血清白蛋白21g/L，血肌酐58μmol/L，考虑肾病综合征复发，遂就诊于刘教授。

症见神清，疲倦，时有腰酸痛，双下肢浮肿，纳差眠可，尿量可，尿中多泡沫，大便调，舌淡暗，苔薄白，脉沉细。体格检查：双下肢中度凹陷性水肿，余无异常。西医诊断为“原发性肾病综合征”，予以足量激素抑制免疫，其后根据病情规范减量，同时加强利尿、降脂、降压、补钙、护胃治疗。中医诊断为“水肿”，辨证为脾肾两虚，水湿内停，治以补脾益肾，利水化湿，方选六味地黄丸加减。拟方如下：

山茱萸 15g，熟地黄 15g，山药 15g，茯苓皮 15g，白术 15g，牡丹皮 10g，玉米须 15g，丹参 20g，金樱子 15g，芡实 15g，薏苡仁 15g，党参 15g，黄芪 15g，甘草 5g。

二诊（2015 年 1 月）：患者水肿减轻，腰酸、疲倦改善，自诉心烦，纳可眠差，多梦，小便可，大便干结，舌淡暗，苔薄黄，有裂纹，脉沉细数。体格检查：双下肢浮肿较前明显减轻。复查尿蛋白显示蛋白 +++。中医辨证为脾肾两虚，阴虚火旺，治以补脾益肾，滋阴降火。方选知柏地黄丸加减，即上方去玉米须、薏苡仁、山茱萸，加黄柏、知母、墨旱莲，改茯苓皮为茯神，同时加用首乌藤安神，熟地黄改为生地黄。拟方如下：

黄芪 15g，生地黄 15g，山药 15g，茯神 15g，白术 15g，牡丹皮 10g，知母 15g，黄柏 15g，金樱子 15g，芡实 15g，首乌藤 15g，丹参 15g，墨旱莲 15g，党参 15g，甘草 5g。

三诊（2015 年 3 月）：患者精神可，双下肢浮肿消退，口干口苦，纳眠改善，二便可，舌暗红，少津，苔薄黄，脉细数。复查尿常规显示蛋白 ++。中医辨证为气阴两虚，治以补脾益肾，益气养阴，在上方基础上去黄柏、首乌藤，加有瓜石斛、沙参以增加益气养阴之功。拟方如下：

黄芪 15g，生地黄 15g，山药 15g，茯神 15g，白术 15g，牡丹皮 10g，知母 15g，沙参 15g，金樱子 15g，芡实 15g，石斛 15g，丹参 15g，墨旱莲 15g，党参 15g，甘草 5g。

上方随症加减 4 个月，截至 2015 年 7 月，患者复查尿蛋白阴性，激素规律减量。

四诊（2015 年 11 月）：患者腰颈部酸重，腹胀嗳气，无口干口苦，纳眠可，大便稀烂，舌淡胖，苔薄微黄，脉沉细。中医辨证为脾肾气虚，治以补脾益肾，益气温阳，予以仙芪补肾汤加减。拟方如下：

山药 15g，黄芪 30g，桃仁 15g，薏苡仁 20g，菟丝子 15g，芡实 20g，茯苓 15g，丹参 15g，首乌藤 20g，淫羊藿 15g，海螵蛸 20g，佛手 15g，狗脊 15g，甘草 5g。

其后根据患者病情，在上方基础上加减维持治疗，随访至 2017 年 11 月，患者肾病综合征完全缓解，无复发。

解读：患者外感后肾病综合征复发来诊，针对使用激素不同阶段，采用不同的辨证论治方法，起到增效减毒作用。初诊时患者大量蛋白尿，双下肢浮肿，纳差眠可，舌淡暗，苔薄白，脉沉细。肾病综合征诊断明确，长期使用激素，自身免疫力下降，肺虚卫外不固，脾虚不能运化水谷、摄取精微，肾虚气化无力，三焦气化不利，水液不循常道导致水肿。接诊时，疲倦，时有腰酸痛，双下肢浮肿，辨证为脾肾两虚、水湿内停，因此刘旭生教授予补脾益肾为本，配合利水化湿治其标，方选六味地黄丸加减。予以黄芪、山药、白术、山茱萸、党参、薏苡仁等健脾益气，熟地黄、金樱子、芡实补肾固精，予以茯苓皮、玉米须利水，通调水道，久病必瘀，予丹参、牡丹皮化瘀，甘草调和诸药。

二诊时，患者已服用足量激素 1 个月，处于激素诱导缓解阶段，逐渐表现出心烦，多梦，大便干结，舌淡暗，苔薄黄，有裂纹，脉沉细数。刘旭生教授认为激素为阳刚之品，久用耗伤阴液，阴虚不能潜阳则生火热，故可见心烦、苔黄；阴虚火热，灼炼阴液阴血生化乏源，故出现阴虚火旺之象，故此阶段当以养阴清热为法，方选知柏地黄丸加减，在上方的基础上，予以知母、黄柏、墨旱莲加强滋阴泻火之功，首乌藤养心安神，改茯苓皮为茯神，加强安神之力，改熟地黄为生地黄凉血养阴。

三诊时，患者病情稳定好转，逐渐减少激素剂量，随着激素逐渐减量，患者表现出口干口苦、舌暗红、少津、苔薄黄、脉细数等气阴两虚之象，治以补脾益肾，益气养阴，在上方基础上去黄柏、首乌藤，加有瓜石斛、沙参以增加益气养阴之功。此方加减服用约 4 个月后，尿蛋白转阴，至 2015 年 11 月第四诊时，此时处于激素维持阶段，患者表现为腰颈部酸重、腹胀嗳气、大便稀烂、舌淡胖、苔薄微黄、脉沉细等脾肾阳虚之象，治以补脾益肾，益气温阳。予仙芪补肾汤加减，予淫羊藿、山药、黄芪、菟丝子、芡实、茯苓、狗脊、首乌藤补脾益肾，同时予桃仁、丹参活血化瘀，薏苡仁化湿，海螵蛸制酸以护胃，佛手理气使补而不滞，甘草调和诸药。

案2 陈某，男，54岁，因“反复眼睑、双下肢水肿3年余，再发1月”于2017年6月20日来诊。患者2013年因眼睑、双下肢水肿，查尿常规提示尿蛋白+++，肾穿刺活检病理提示微小病变型，诊断为“肾病综合征”，给予醋酸泼尼松60mg/d治疗，尿蛋白逐渐转阴，当醋酸泼尼松减为10mg/d时肾病综合征复发，重新给予足量激素治疗，尿蛋白逐渐转阴。2017年5月，醋酸泼尼松减为20mg/d时患者再次出现双下肢水肿。2017年6月来诊，患者尿蛋白++++，考虑激素依赖型肾病综合征，予加用他克莫司1mg，每日2次。

症见精神疲倦，眼部充血，口干，咽干，无咳嗽咳痰，双下肢轻度水肿，大便溏腻，尿量可，夜尿0～1次，舌淡红有裂纹，苔薄黄，脉弦。刘教授接诊后，辨证为“脾肾气虚兼湿热”，治以补脾益肾为主。拟方如下：

盐山萸肉10g，山药15g，茯苓15g，牡丹皮10g，黄芪20g，茵陈15g，菟丝子15g，菊花15g，炒薏苡仁20g，芡实20g，甘草5g，北沙参15g。

二诊（2017年7月）：患者无水肿，口干稍改善，无眼部充血，眠差，舌淡红，苔薄黄，脉细。复查尿常规显示蛋白+++。中药在原方基础上去菊花，茯苓改为茯神，并加用首乌藤。后患者维持中药治疗，随症加减，至2017年9月尿常规阴性，随访至2018年4月肾病综合征缓解无复发。

解读：患者为激素依赖型肾病综合征，病理类型为微小病变型，予以激素联合他克莫司治疗。接诊后，刘旭生教授认为患者疲倦，蛋白尿，乃脾虚不能固摄精微，肾虚气化无力所致；患者眼部充血，舌淡红有裂纹，口干，咽干，为湿热之邪阻滞，致咽失濡养所致；大便溏腻为脾虚失于运化。故辨证为“脾肾气虚兼湿热”，治以补脾益肾为主，方中盐山萸肉、山药、黄芪、菟丝子补益脾肾，患者舌淡红有裂纹，苔薄黄且自觉口干，咽干不适，予北沙参养阴清肺，治阴伤咽干、口渴，患者双下肢轻度浮肿，予炒薏苡仁、茯苓利水消肿兼健脾祛湿，眼部充血，予菊花平肝明目，同时予牡丹皮清热凉血，茵陈清热利湿。

2017年7月二诊时，患者尿蛋白减少，激素逐渐减量，患者无水肿，口干稍改善，无眼部充血，去菊花，自述眠差，茯苓改为茯神，并加用首乌藤养心安神。

案3　李某，男，28岁，于2015年3月9日因“浮肿伴蛋白尿2周”初次来诊。初诊症见下肢轻度浮肿，纳可，眠差，易醒，小便多泡沫，夜尿1～2次，畏寒，大便调，舌暗红，苔薄白，脉沉细。查24h尿蛋白定量为3.8g，血清白蛋白21.5g/L，总胆固醇15.76g/L，肌酐69μmol/L。自身免疫抗体谱检查全阴性。诊断为“肾病综合征”。患者拒绝进行肾穿刺活检术，予以足量激素治疗。中医诊断为“水肿”，辨证属“脾肾气虚”，治以补肾涩精、健脾利水，予参芪地黄汤加减。拟方如下：

盐山萸肉10g，熟地黄15g，山药15g，茯苓皮20g，白芍15g，黄芪20g，菟丝子15g，党参20g，金樱子15g，芡实20g，牛膝15g，玉米须10g。

二诊（2015年5月8日）：患者体位性头晕，腰部怕冷，无口干，尿量多，大便烂，舌暗红，苔薄白，脉沉细。两诊间多次查尿蛋白/尿肌酐比值，依次递减为7.11g/g、5.02g/g、3.95g/g、1.98g/g。拟方如下：

盐山萸肉10g，益智仁15g，山药20g，茯神20g，杜仲15g，黄芪30g，菟丝子15g，党参20g，金樱子15g，芡实20g，桑寄生10g，熟附子15g（先煎）。

三诊（2015年8月24日）：胸部散在皮疹，口干口苦，纳可眠差，舌淡红，苔薄白，脉弦。两诊间多次查尿蛋白/肌酐比值依次递减，分别为4.17g/g、2.09g/g、1.34g/g、0.57g/g。激素规范减量。拟方如下：

盐山萸肉10g，山药20g，茯神15g，蒲公英20g，菟丝子15g，桑寄生15g，芡实20g，黄芪30g，地肤子15g，酸枣仁15g，首乌藤20g，甘草5g。

后患者维持中药治疗，随症加减，至2015年9月尿常规阴性，2016年5月底停服激素，随访至2017年5月，肾病综合征完全缓解，无复发。

解读：初诊时患者下肢轻度浮肿，纳可，眠差，易醒，小便多泡沫，夜尿1～2次，畏寒，大便调。辨证属“脾肾气虚”，治以补肾涩精，健脾利水，予以盐山萸肉、熟地黄、菟丝子、金樱子、芡实、牛膝补肾涩精，予以茯苓皮、白芍、黄芪、山药、党参健脾益气，予以玉米须利水。

二诊时，患者体位性头晕，腰部怕冷，辨证属“脾肾阳虚”，治以补肾涩精，健脾温阳，中药去熟地黄、白芍、牛膝、玉米须，加黄芪、山药加量，加益智仁、杜仲、熟附子、桂枝、桑寄生增加补肾温阳力度，茯苓皮改茯神以安神。

三诊时，患者胸部散在皮疹，口干口苦，舌淡红，苔薄白，脉弦，眠差，上方基础上去熟地黄、白芍、牛膝、玉米须，加蒲公英清热，桑寄生补肝肾，地肤子祛风止痒，加酸枣仁、首乌藤安神。

回顾上述3个病案均为肾病综合征，临床以水肿合并大量蛋白尿为主要表现，刘旭生教授认为，“蛋白”可理解为中医的精微物质，若患者大量尿蛋白，血浆白蛋白低下，则考虑为脾肾之气严重亏虚，固摄乏力，精微不固，从尿中遗漏所致；脾肾之气亏虚，则通调水道，运化水湿之力下降，故水湿留滞发为水肿，因此治疗上当加强补肾益气健脾，从而固摄精微，减少蛋白尿，以祛除水湿、血瘀、湿热等内外之邪。针对不同的激素使用阶段，采用不同的辨证论治方法，可以起到改善临床症状，增强西医疗效及减轻并发症的效果。

刘旭生教授经验介绍：

肾病综合征属于中医学“水肿”的范畴。刘旭生教授对肾病综合征的治疗积累了丰富的临床经验，主要有以下几点。

1. 补脾益肾，扶正固本

水肿的基本病机虽为肺失通调，脾失转输，肾失开阖，三焦气化不利，水液潴留。但水为至阴，其本在肾；水畏土，其制在脾。故而刘教授认为脾肾尤为重要。治疗上，基于其临床脾肾亏虚、精微不固之表现，故以温补肾脏、益气健脾为常法。一如《医宗必读》言：“苟涉虚者，温补脾肾，渐次康复。”

2. 辨病性及病位

刘旭生教授在治疗肾病综合征中，必当详细定性、定位，结合辨病，仔细辨证。疾病定性上，本病虚实寒热皆有之，表现为虚象者常见气虚、阳虚，使用激素者同时可表现为阴虚；表现为实象者常见风水、湿热、瘀阻；表现为寒象者多见于风寒、寒湿；表现为热象者多见于风湿、湿热、热瘀。故患者初诊，必当以八纲辨证，明确阴阳表里寒热虚实之性质，才不致失治误治，反加重病情。在患者“病性”明确后，刘旭生教授认为下一步需定“病位”，此时通常采用脏腑辨证法，正如《景岳全书》：“凡水肿等证，乃脾肺肾三脏相干之病，盖水为至阴，故其本在肾；水化于气，故其标在肺；水惟畏土，故其制在脾。”因此，临床上，治疗水肿之症，当以肺、脾、肾三脏定位，准确用药。

3. 中西结合，减毒增效

在原发性肾病综合征的防治中，刘旭生教授认为中西医治疗各有缺点。中医药可以缓解临床症状，增强体质，调节免疫，但对于抑制局部炎症反应效果欠佳；而西医运用激素、免疫抑制剂对减轻肾脏免疫炎症损伤有确切的疗效，但长期、大量使用激素、免疫抑制剂及细胞毒药物会减弱机体免疫力，容易诱发感染或使机体潜在病灶扩散，这是本病复发及加重的重要因素。刘旭生教授通过中西医结合取长补短，达到减毒增效的目的。

在临床用药上，刘旭生教授认为中西医结合治疗肾病综合征方能取得最好的疗效，而中药介入的最佳时机和主要作用如下：对激素敏感型的年轻患者，应以西药（激素或/及细胞毒药）为主，此时应用中医中药的主要目的在于减轻激素及细胞毒药物的副作用，保证激素、细胞毒药物的治疗疗程顺利完成。在激素撤减阶段，如患者病情反复发作，则应加强中药治疗，减轻激素副作用的同时，减少对激素的依赖性，并逐渐上升为主要治疗手段。使用激素无效的患者，则应以中药治疗为主。具体用药上，刘旭生教授认为，随着激素剂量“首剂量，减量，维持量，停用”的变化，机体会相应出现“阴虚火旺，气阴两虚，阳虚，阴阳两虚”的改变，故当根据激素的使用剂量及时调整辨证用药。在初期大剂量激素治疗阶段，机体以阴虚火旺为主，治用熟地黄滋阴以养血，石韦、土茯苓清热祛湿。而后激素逐渐减量阶段，当温肾助阳、去浊分清，方选金匮肾气丸、真武汤加减；在激素停止阶段以阴阳两虚为主，此时为防止复发，当治以阴阳并补，方选参芪地黄汤、地黄饮子加减。

五、生活调养

（一）生活习惯

注意休息，适当参加体育活动，留意气候变化，及时增减衣被，避免受寒，防止感受外邪发病。

（二）饮食调适

1. 钠盐的摄入 水肿时应进低盐饮食，每日摄取食盐2～3g，忌食腌制品，少用味精。

2. 蛋白质的摄入 肾功能正常的情况下，应给予优质高蛋白饮食，每日1～15g/kg。含高蛋白的食物有鸡蛋、鸡肉、牛奶、猪瘦肉、鱼类等。

3. 脂肪的摄入 低脂饮食是必要的，食物中还要富含可溶性纤维（燕麦、米糠等），并配以蔬菜、豆类。

4. 对本病有辅助治疗作用而又可作为食疗使用的中药 有灵芝、人参、党参、黄芪、茯苓、山药、冬虫夏草、莲子、扁豆、鹿茸、鹿角胶、龟甲胶、三七、丹参、肉苁蓉、枸杞子、黄精、何首乌等。

（三）精神心理调适

避免精神刺激和过度劳累诱发、加重病情。适当参加体育活动以促进身心的发育，增强身体抗病能力。

（四）药膳食疗方

1. 淮杞炖鸡 淮山药5片，枸杞子15g，鸡肉75g，大枣2枚，生姜2片，水200mL，油盐调味，炖熟食用。适用于脾虚湿困者。

2. 冬虫夏草炖猪肾 冬虫夏草3～5g，猪肾1只，大枣2枚，生姜

2片，水200mL，油盐调味，炖熟食用。适用于脾肾阳虚者。

3. 黑豆鱼片粥 黑豆30g，大米50g，水适量煮熟成粥，而后加生鱼100g（切片）、生姜少许（切丝）、生葱少许（切碎），再煮沸，油盐调味食用。适用于各型肾病综合征患者。

4. 冬菇炒肉片 鲜菇100g（或晒干冬菇50g浸泡），猪瘦肉100g，油盐调味，共炒至熟，即可食用。适用于各型肾病综合征患者。

第三节

IgA肾病

一、疾病概述

IgA肾病是指IgA或以IgA为主（常伴IgM或补体C3）的免疫复合物在肾小球系膜区异常沉积所导致的原发性肾小球疾病。它是目前世界范围内最常见的原发性肾小球疾病，约占全部肾活检病例中原发性肾小球疾病的30%～50%。

IgA肾病（IgAN）是由法国学者于1968年首先提出的，经过多年的广泛深入研究，大部分学者同意将其作为一个独立的临床病理综合征。本病可发生在任何年龄，但主要累及青年人，30岁以下者占总发病率的80%，男女之比为（2～3）：1，各国的发病率不同，存在明显的地区性差异，亚洲及太平洋地区约占30%～40%，而在美国、英国、丹麦、瑞典、荷兰等国家则不常见。在我国一些地区，IgA肾病是主要的肾小球疾病之一，也是导致终末期肾功能衰竭的一个最主要的原因。目前有关IgA肾病的病因及发病机制尚无定论，鉴于IgA肾病免疫病理的特征性改变及部分患者血中 IgA 免疫复合物水平的增高，多数学者认为本病属于免疫复合物性肾炎，但其致病抗原至今尚不清楚。IgA 肾病的发病及病情的反复往往与上呼吸道、胃肠道、泌尿道等黏膜感染有关。在黏膜感染初期，血清中多聚 IgA 明显增加，而患 IgA 肾病时系膜区沉积的 IgA 也主要为多聚 IgA，推测肾脏沉积的 IgA 可能来源于黏膜浆细胞或分泌组织的淋巴细胞。另有人发现在 IgA 肾病肾脏沉积物中有食物抗原存在，提示黏膜感染或食物致敏在 IgA 肾病发展过程中可能起重要作用。

IgA 肾病临床表现多样，主要为肉眼血尿或镜下血尿，伴不同程度的蛋白尿，病程一般呈慢性、进行性发展，少数也可表现为急性、急进性肾小球肾炎，甚至起病时即伴有肾脏功能受损或高血压。IgA 肾病病理病变多样、程度不一，几乎涉及肾小球肾炎的所有病理类型，如局灶性节段性肾小球硬化、增生硬化性肾小球肾炎、新月体性肾小球肾炎等，但主要特征为不同程度的系膜增生。由于 IgA 肾病临床表现、病理变化和预后相差甚远，治疗上应综合具体的临床表现及病理特征制订合理的治疗方案。

IgA 肾病根据其临床表现归属于中医学的尿血、尿浊等范畴。《金匮要略·五脏风寒积聚病脉证并治》曰："热在下焦者，则尿血，亦令淋秘不通。"遵历代医家之说，尿血病因病机主要有五。《伤寒论·辨少阴病脉证并治》首举"感邪后尿血"观点，"少阴病八九日，一身手足尽热者，以热在膀胱，必便血也"，即外邪入里，热犯膀胱；《太平圣惠方·治小便出血诸方》又曰"小便出血皆因心脏积邪，毒流于小肠"，指出尿血可因心火亢盛，热传小肠，循经灼伤膀胱血络所致；《血证论·卷四·便血》记载"尿血，治心与肝不愈者，当兼治其肺，肺为水上之源，金清则水清，水宁则血宁"，可知肺乃娇脏，邪伤肺卫，下伤及肾，则热迫血行；《瘟疫论》指出，"热到膀胱者，其邪在胃，胃热灼于下焦，在膀胱但有热而无邪，惟令小便赤色而已，其治在胃"，胃热伤络，迫血妄行，渗入下焦，或胃热灼下焦，血出脉道，则尿血；《医学心悟》提出，"又肝主疏泄，肝火盛，亦令尿血"，肝郁化火，熏蒸肝胆络脉，血溢脉道，则尿血。宋代医家严用和《严氏济生方》归纳血证乃"因大虚损，或饮酒过度，或强食过饱，或饮啖辛热，或忧思恚怒"所致。明代张介宾《景岳全书·血证》将血证病机归纳为“火盛”及“气虚”两个方面。

二、现代医学诊断要点和治疗

（一）诊断要点

IgA 肾病的诊断必须要有肾活检病理检查，免疫荧光或免疫组化的检查结果支持。对于绝大多数患者来说，诊断 IgA 肾病并不困难，但需要注意 IgA 肾病是一种常见病，可与其他肾小球疾病同时存在。

（二）现代医学治疗

本病的临床表现、病理改变和预后差异较大，治疗需根据不同的临床表现、病理类型等综合制订合理的治疗方案。

1. 单纯镜下血尿　此类患者一般预后较好，大多数患者肾功能可长期维持在正常范围，一般无特殊治疗，但需要定期监测尿蛋白和肾功能。但需注意避免过度劳累、预防感染和避免使用肾毒性药物。

2. 反复发作性肉眼血尿　对于感染后反复出现肉眼血尿或尿检异常加重的患者，应积极控制感染，选用无肾毒性的抗生素，如青霉素 80 万单位，肌内注射，2 次 / 天；或口服红霉素、头孢菌素等；慢性扁桃体炎反复发作的患者，建议行扁桃体切除术。

3. 伴蛋白尿　建议选用 ACEI 或 ARB 治疗并逐渐增加至可耐受的剂量，尽量将尿蛋白控制在＜0.5g/24h，延缓肾功能进展。经过 3～6 个月优化支持治疗（包括服 ACEI 或 ARB 和控制血压）后，如尿蛋白仍持续＞1g/24h 且 GFR＞50mL/(min · 1.73m^2) 的患者，可给予糖皮质激素治疗，每日泼尼松 0.6～1.0mg/kg，4～8 周后逐渐减量，总疗程 6～12 个月。对于免疫抑制剂（如环磷酰胺、硫唑嘌呤、吗替麦考酚酯等）的获益仍存在争议。大量蛋白尿长期得不到控制者，预后较差，常进展至终末期肾衰竭。

4. 肾病综合征　病理改变较轻者，如表现为微小病变型，可选用激素或联合应用细胞毒药物（详细治疗见“肾病综合征”），常可获较好疗效；

如病理改变较重，疗效常较差，尤其是合并大量蛋白尿且难以控制的患者，肾脏损害呈持续性进展，预后差。

5. 急性肾衰竭 IgA肾病表现为急性肾衰竭，主要为新月体肾炎或伴毛细血管袢坏死以及红细胞管型阻塞肾小管所致。若肾活检提示为细胞性新月体肾炎，临床上常呈肾功能急剧恶化，应及时给予大剂量激素和细胞毒药物强化治疗（详见“急进性肾小球肾炎”的治疗）。若患者已达到透析指征，应给予透析治疗。

6. 高血压 控制血压可保护肾功能，延缓慢性肾脏疾病的进展。临床研究表明，ACEI或ARB可良好地控制IgA肾病患者的血压，减少蛋白尿。

7. 慢性肾衰竭 参见慢性肾衰竭章节。

8. 其他 若IgA肾病患者的诱因同某些食品引起的黏膜免疫反应有关，则应避免这些食物的摄入。有学者认为富含w-3多聚不饱和脂肪酸的鱼油对IgA肾病有益，但其确切疗效还有待进一步的大规模多中心临床研究证实。病情较轻的IgA肾病患者一般可耐受妊娠，但若合并持续的重度高血压、肾小球滤过率<60mL/(min·1.73m^2)或肾组织病理检查严重的肾血管或间质病变者，则不宜妊娠。

三、中医治疗

（一）辨证论治

急性发作阶段

1. 风热扰络

【证候特点】发热咽痛，咳嗽，尿赤，腰酸，舌质淡红，苔薄微黄，脉浮数。

【治法】宣肺清热，凉血止血。

【代表方剂】银翘散加味。

【基本处方】金银花15g，连翘15g，牛蒡子15g，薄荷6g，甘草6g，大蓟、小蓟各15g，蒲公英15g，板蓝根15g，白茅根15g，茜草15g。

【临证加减】咳甚者，加杏仁、贝母；咽痛者，加玄参、山豆根等。

2. 胃肠湿热

【证候特点】血尿和（或）蛋白尿，烦热口渴，小便短黄，脘闷食少，腹痛腹泻，舌红，苔黄腻，脉濡数。

【治法】清热利湿。

【代表方剂】三黄泻心汤加减。

【基本处方】黄连5g，黄芩15g，竹茹15g，甘草9g，布渣叶12g，白茅根20g，茜草10g，石韦15g，白花蛇舌草15g。

【临证加减】伴有腹泻者，加葛根、白术、茯苓、苍术、薏苡仁；心烦失眠者，加生地黄、竹叶、栀子、合欢皮。

3. 下焦湿热

【证候特点】尿赤，血尿，尿频不爽，脘闷纳呆，腰酸，舌质红，苔黄腻，脉滑数。

【治法】清热利湿泻火，凉血止血。

【代表方剂】小蓟饮子加减。

【基本处方】生地黄15g，大蓟、小蓟各15g，滑石20g，黄连10g，栀子10g，黄芩15g，甘草6g，白茅根20g，茯苓15g。

【临证加减】若见大便秘结，腹胀者，加生大黄，并加枳实、川厚朴；湿热伤阴，加知母、玄参；小便热涩不爽，加萹蓄、瞿麦、白茅根；脘闷纳呆者，加薏苡仁、山药、白术等；若见舌质暗红者，加丹参、桃仁。

慢性持续阶段

1. 气不摄血

【证候特点】神疲乏力，面色无华，持续镜下血尿，劳累后加重，心悸气短，舌质淡、边有齿痕，苔薄白，脉沉细弱。

【治法】健脾摄血。

【代表方剂】归脾汤加减。

【基本处方】黄芪 30g，党参 15g，白术 10g，当归 20g，山萸肉 15g，淫羊藿 20g，茜草 15g，三七末 6～9g。

【临证加减】可酌加仙鹤草、地榆、蒲黄、紫草等以加强止血化瘀之功。若气虚下陷而见少腹坠胀者，可加升麻、柴胡；气虚及阳，脾胃虚寒，畏寒，便溏者，可改用理中丸，或上方加炮姜、艾叶、鹿角霜、桂枝等。

2. 阴虚火旺

【证候特点】尿色淡红或镜下血尿，腰膝酸软无力，咽喉干痛不适，消瘦颧红，手足心热，舌暗红，苔薄黄或少苔，脉细数。

【治法】滋阴降火，化瘀止血。

【代表方剂】知柏地黄汤合二至丸加减。

【基本处方】知母 12g，黄柏 10g，生地黄 15g，山药 12g，茯苓 20g，泽泻 15g，牡丹皮 12g，女贞子 15g，墨旱莲 15g，太子参 30g。

【临证加减】若手足心热，加鳖甲、地骨皮；咽喉干痛者，加玄参、麦冬、射干；若阴虚及阳，畏寒、腰膝清冷者，加巴戟天、菟丝子、淫羊藿；腰部刺痛，舌紫暗者，加杜仲、牛膝、续断、延胡索。

3. 气滞血瘀

【证候特点】病程日久，腰部刺痛，固定不移，面色黧黑或灰暗，唇色青紫，肢体麻木，或伴痛经，经行不畅，舌边瘀紫，脉沉涩。

【治法】活血祛瘀，化瘀止血。

【代表方剂】桃红四物汤加减。

【基本处方】桃仁 10g，红花 10g，当归 15g，白芍 15g，川芎 15g，熟地黄 20g，地榆 15g，党参 20g，黄芪 15～30g。

【临证加减】血尿不断者，可加蒲黄、艾叶炭、大蓟、小蓟等；瘀血明显者，加赤芍、地龙或三棱、莪术。

（二）单方验方

1. 红龙止血汤 红龙须 40g，地榆炭、槐花炭、大蓟、白茅根、山药各 30g，每日 1 剂，水煎服。

2. 固本清瘀汤 何首乌、生地黄、丹参、地榆、猫爪草各 20g，黄芪、益母草、白茅根各 30g，黄柏、知母各 10g。肾阳虚去知母、黄柏，加巴戟天、菟丝子；尿蛋白持续不退加桑螵蛸；高血压者合二至丸。每日 1 剂，水煎服，15 日为 1 个疗程。

（三）中成药

1. 火把花根片 每次 4 片，每日 3 次。适用于兼湿热证并有蛋白尿者。

2. 百令胶囊（金水宝胶囊） 每次 4 粒，每日 3 次。适用于各证型的单纯性血尿或血尿伴蛋白尿患者。

3. 知柏地黄丸 每次 1 丸，每日 2 次，早晚空腹温开水送服。适用于肝肾阴虚者。

4. 六味地黄丸 每次 1 丸，每日 2 次。适用于肾阴不足者。

（四）中药外治

灌肠 生大黄 30g、蒲公英 15g、牡蛎 30g，加水适量，煎取汁 200mL，每日上、下午各 1 次，保留灌肠 30～60min，具有降低血液中非蛋白氮的作用。适用于 IgA 肾病肾功能不全的患者。

（五）推拿治疗

（1）患者俯卧位，医者立于患者一侧。施术部位主要在腰背部，先在腰部疼痛区及其周围应用攘法或推法，配合按压所取诸穴，如肾俞、大肠俞、环跳、殷门及压痛点。操作手法宜轻柔缓和。

（2）腰穴是点刺治疗腰痛的所选部位。施治时术者以拇指指尖直接点按腰穴并按顺时针方向做小圆周揉按，按压力量适中，以穴位深处组织有较强的酸、重、胀、痛等感觉为宜。同时嘱患者配合腰部轻微的左右旋转。每次治疗时间 4～6min，每日 1 次。

（六）针灸治疗

1. 体针 取大椎、肾俞、承山、殷门、委中、腰俞、阳陵泉、跗阳、腰阳关等穴。每次取穴 3～5 个，每 2～3 次后交替进行。一般每日针 1 次，15 日为 1 个疗程。

2. 耳针 取神门、皮质下、肾、坐骨等穴。将粘有压丸的胶布置于预先选好的阳性反应处及所选耳穴上，四周贴紧。嘱患者每日按压 3～5 次，手法宜由轻到重，以出现酸、麻、胀、痛感为度。3～5 天更换一次压丸。

四、经典医案

案 1 李某，女，34 岁，2017 年 5 月 9 日因“发现血尿、蛋白尿 7 年余”来诊。患者 2010 年于外院查尿常规显示尿潜血 +++，尿蛋白 ++，肾穿刺活检病理显示轻度系膜性 IgA 肾病（Lee 分级：Ⅱ级）。7 年来病情反复，尿常规示尿潜血波动在 ++～+++，尿蛋白波动在 ±～++。诉时有腰酸痛，口干，纳眠可，小便夹泡沫，无夜尿，大便调。体格检查：舌暗，边有齿印，苔薄白腻，脉沉细。辅助检查：2017 年 5 月 8 日尿常规显示尿蛋白 +++，尿潜血 +++，血肌酐 117μmol/L。结合患者既往史及辅助检查结果，西医诊断为 IgA 肾病（轻度系膜性，Lee 分级：Ⅱ级）、慢性胃炎。四诊合参，中医诊断为尿血、尿浊，辨证为肾气不固。予以氯沙坦钾片、黄葵胶囊，并拟方如下：

山药 20g，盐山萸肉 10g，茯苓 15g，杜仲 15g，桑寄生 20g，菟丝子 15g，藕节 15g，芡实 20g，女贞子 15g，薄树芝 15g，甘草 5g，炒薏苡仁 20g，延胡索 15g。

黄葵胶囊为黄蜀葵花单药制剂，性凉，味甘辛，入心、肾、膀胱经，具有利尿通淋、活血止血的作用。刘旭生教授认为 IgA 肾病病位在肾，病程绵延，久病常兼瘀，予黄葵胶囊引药兼入肾之脏、膀胱之腑以利尿通淋兼活血。现代药理学研究指出，黄蜀葵花及其提取物具有抗炎作用，并能有效减少蛋白尿及保护肾功能。

二诊（2017 年 5 月 23 日）：诉头胀闷不适，腰酸，无尿频急痛，余症状、体格检查基本同前。复查尿常规显示白细胞酯酶 +，尿潜血 +++，尿蛋白 ++，尿蛋白 - 肌酐比值 1.01g/g。

刘旭生教授认为，患者腰痛较前减轻，头胀闷不适乃气虚血瘀，脉络不通，加之脾肾气虚，素虚易感，风邪上犯头目，拟在原方基础上减用延胡索，加用蒺藜活血祛风；另加用石韦增强凉血通淋之效。拟方如下：

山药 20g，盐山萸肉 10g，茯苓 15g，杜仲 15g，桑寄生 20g，菟丝子 15g，藕节 15g，芡实 20g，女贞子 15g，薄树芝 15g，甘草 5g，炒薏苡仁 20g，蒺藜 15g，石韦 15g。

三诊（2017 年 6 月 6 日）：患者诉头胀闷不适，经期明显，腰酸较前减轻，余症状、体格检查基本同前。复查尿常规提示尿潜血 ++++（经期影响），尿蛋白 +++，尿蛋白 - 肌酐比值 1.1g/g。拟在上方基础上减用蒺藜、石韦，加用黄芪补益肺脾、升发清阳。拟方如下：

山药 20g，盐山萸肉 10g，茯苓 15g，杜仲 15g，桑寄生 20g，菟丝子 15g，藕节 15g，芡实 20g，女贞子 15g，薄树芝 15g，甘草 5g，炒薏苡仁 20g，黄芪 20g。

四诊（2017 年 6 月 20 日）：患者症状较前好转，但仍诉口干，时有腹泻，舌暗，边有齿印，苔薄黄腻，脉沉细。复查尿常规显示尿潜血 +++，尿蛋白 ++，患者口干，苔微黄腻，考虑与邪恋机体、化热熏蒸上焦有关，拟在上方基础上减用女贞子、炒薏苡仁，加用车前草清热凉血；时有腹泻，四诊合参，乃脾胃素虚，气机不畅，郁而为痰，治以化痰、分消走泄，加布渣叶消食化痰。拟方如下：

山药 20g，盐山萸肉 10g，茯苓 15g，杜仲 15g，桑寄生 20g，菟丝子 15g，藕节 15g，芡实 20g，薄树芝 15g，甘草 5g，黄芪 20g，车前草 15g，布渣叶 15g。

五诊（2017 年 7 月 4 日）：患者口干、腹泻症状较前缓解明显，夜尿 0～1 次，舌淡红，边有齿印，苔薄黄，脉细，余症状及体格检查基本同前。患者口干、腹泻症状已解，夜尿稍频，拟在原方基础上减用车前草、布渣叶，加用金樱子固精缩尿。拟方如下：

山药 20g，盐山萸肉 10g，茯苓 15g，杜仲 15g，桑寄生 20g，菟丝子 15g，藕节 15g，芡实 20g，薄树芝 15g，甘草 5g，黄芪 20g，金樱子 15g。

六诊（2017 年 7 月 25 日）：患者夜尿症状改善，月经规律，经色偏暗夹血块，余症状及体格检查基本同前。复查肌酐 109μmol/L，尿常规显示白细胞酯酶 +，尿潜血 +++，尿蛋白 ++，尿蛋白 - 肌酐比值 0.80g/g。拟在原方基础上，甘草易炙甘草顾护脾阳，减用金樱子，加用覆盆子平补肝肾。拟方如下：

山药 20g，盐山萸肉 10g，茯苓 15g，杜仲 15g，桑寄生 20g，菟丝子 15g，藕节 15g，芡实 20g，薄树芝 15g，炙甘草 5g，黄芪 20g，覆盆子 15g。

七诊（2017 年 8 月 15 日）：患者诉无夜尿，时有口干，睡眠欠佳，余症状及体格检查基本同前。复查尿常规显示白细胞酯酶 +，尿潜血 +++，尿蛋白 +，尿蛋白 - 肌酐比值 0.54g/g。患者少许口干，眠欠佳，考虑脾虚湿滞，化而为热，虚火上炎，拟在上方基础减覆盆子，加知母清热滋阴，配合炒薏苡仁利湿健脾，并易炙甘草为甘草防温燥太过，易茯苓为茯神宁心安神。拟方如下：

山药 20g，盐山萸肉 10g，茯苓 15g，杜仲 15g，桑寄生 20g，菟丝子 15g，藕节 15g，芡实 20g，薄树芝 15g，炙甘草 5g，黄芪 20g，知母 10g，炒薏苡仁 15g。

八诊（2017 年 8 月 29 日）：患者诉口干、睡眠改善，体格检查舌淡红，边有齿印，苔薄白，脉细。余症状基本同前。复查尿常规显示尿潜血 +++，尿蛋白 +，尿蛋白 - 肌酐比值 0.73g/g。苔渐变为薄白，考虑热象较前稍减，拟在上方基础上减用知母防清热太过伤脾肾阳气，加用牛膝补益肝肾、引火下行，并加茯神用量至 20g。后患者维持中药汤剂配合氯沙坦钾片、黄葵胶囊治疗，随访至 2017 年 11 月 7 日，患者无特殊不适，尿蛋白 - 肌酐比值波动在 0.43～0.86g/g，尿常规尿潜血波动于 ++～+++。

解读：李某以腰酸痛，口干，眠欠佳，小便夹泡沫，偶有夜尿，大便调，月经规律，经色偏暗夹血块为主要症状，舌暗，边有齿印，苔薄白腻，脉沉细，刘旭生教授四诊合参，认为患者以肾气不固兼血瘀证，治疗上当以补益肾气兼止血化瘀法。方药拟以山药、山萸肉、茯苓为基础方，乃六味地黄丸减用熟地黄、牡丹皮、泽泻等大清大补之品，取平补脾肾之意。肾虚方面，予以杜仲、桑寄生、菟丝子、芡实加强补肾固精；脾虚方面，薄树芝、黄芪、炙甘草健脾益胃；久病必瘀，配合藕节散瘀止血。并适时综合患者症、证变化增减药味。

案 2　庞某，女，41 岁，2016 年 8 月 23 日因“发现蛋白尿 11 年余”来诊。患者 2005 年于当地医院做尿液检查提示尿蛋白 ++，尿潜血 +，肾功能指标正常，测血压不高（具体不详），间断服用中药、中成药。后病情反复，遂于 2012 年在广东省中医院行肾穿刺提示 IgA 肾病（局灶增生硬化性，Hass Ⅳ级，Oxford 分型，M1E0S1T1），予贝那普利、阿托伐他汀钙片、昆仙胶囊等治疗后，尿蛋白波动在 +～+++，尿潜血波动在 ++～+++。

刻诊：精神尚可，平素易感冒，恶寒，无发热，咳嗽，无痰，咽痒，流清涕，畏寒，口干，纳可，睡眠一般，小便泡沫多，有尿频急感，夜尿 1 次，大便每日 1 次，质干结。舌暗红，苔薄白，脉沉细，双肾无叩击痛，双下肢无浮肿。辅助检查：8 月 23 日查肾功能指标显示血肌酐 92μmol/L，尿常规显示尿潜血 ++，尿蛋白 ++，24h 尿蛋白定量为 1.632g。结合患者既往史及辅助检查结果，西医诊断为“IgA 肾病（局灶增生硬化性，Hass Ⅳ级，Oxford 分型，M1E0S1T1）”，中医诊断为“尿血、尿浊”，辨证为下焦湿热。继续予以雷公藤多苷片、氯沙坦钾片、金水宝胶囊、三芪口服液，并拟方如下：

黄芪 30g，桂枝 10g，盐山萸肉 10g，茯神 20g，菟丝子 15g，杜仲 15g，芡实 20g，党参 20g，益智仁 15g，金樱子 15g，黄精 15g，覆盆子 15g，山药 15g，决明子 20g。

另予上凉颗粒（广东省中医院院内制剂）疏风解表。

二诊（**2016 年 9 月 27 日**）：患者大便干结较前改善，口干，舌暗红，苔薄白，脉细，余症状及体格检查基本同前。复查尿常规提示白细胞酯酶 +，尿潜血 ++，尿蛋白 +++，24h 尿蛋白定量为 1.167g。

刘旭生教授认为，口干乃湿热蕴蒸上焦所致，易党参为太子参加强生津之力；大便干结较前改善，患者仍诉尿频急不适，舌偏暗，四诊合参，考虑乃气阴两虚，无以柔肝，肝郁化火，熏蒸肝胆络脉，血溢脉道，尿血所致，易决明子为女贞子滋补肝肾。拟方如下：

黄芪 30g，桂枝 10g，盐山萸肉 10g，茯神 20g，菟丝子 15g，杜仲 15g，芡实 20g，太子参 20g，益智仁 15g，金樱子 15g，黄精 15g，覆盆子 15g，山药 15g，女贞子 20g。

三诊（2016 年 10 月 26 日）：患者睡眠较前改善，仍诉畏寒，大便偏软，不成形，余症状及体格检查基本同前。复查尿常规显示尿潜血 ++，尿蛋白 ++。拟在上方基础上减去女贞子、太子参，加用藿香化湿和胃、桑寄生平补肝肾兼祛风湿。拟方如下：

黄芪 30g，桂枝 10g，盐山萸肉 10g，茯神 20g，菟丝子 15g，杜仲 15g，芡实 20g，益智仁 15g，金樱子 15g，黄精 15g，覆盆子 15g，山药 15g。

四诊（2016 年 11 月 29 日）：患者畏寒、流清涕症状较前改善，大便干结，余症状及体格检查基本同前。复查尿常规显示尿潜血 ++，尿蛋白 ++，24h 尿蛋白定量为 1.6g，尿蛋白 - 肌酐比值 1.53g/g，肾功能指标显示血肌酐 84μmol/L。守法同前，加强补益气阴之力，易黄精为有瓜石斛清热滋阴，加用肉苁蓉温补肾阳、桃仁润燥滑肠以通便。拟方如下：

黄芪 30g，桂枝 10g，盐山萸肉 10g，茯神 20g，菟丝子 15g，杜仲 15g，芡实 20g，益智仁 15g，金樱子 15g，有瓜石斛 15g，覆盆子 15g，山药 15g，肉苁蓉 15g，桃仁 15g。

五诊（2017 年 1 月 3 日）：患者精神可，微汗，自诉无明显畏寒、流清涕症状，纳眠可，大便调，余症状及体格检查基本同前。复查尿常规显示尿潜血 ++，尿蛋白 ++，尿蛋白 - 肌酐比值 0.75g/g。考虑患者大便调，减用肉苁蓉、桃仁；浮小麦味甘，性凉，能防止补益之药太过，予止汗。拟方如下：

黄芪 30g，桂枝 10g，盐山萸肉 10g，茯神 20g，菟丝子 15g，杜仲 15g，芡实 20g，益智仁 15g，金樱子 15g，有瓜石斛 15g，覆盆子 15g，山药 15g，浮小麦 20g。

随访至 2017 年 2 月 21 日，患者症状基本同前，复查情况较前稳定，尿常规显示尿潜血 +++，尿蛋白 ++，尿蛋白 - 肌酐比值 0.7g/g。

解读：庞某以平素易感冒，恶寒，流清涕，畏寒，口干，纳可，睡眠一般，小便泡沫多，大便干结为主要症状，舌暗红，苔薄白，脉沉细，四诊合参，辨证为脾不统血兼湿热证，治疗上以补中健脾兼清热利湿为法。方药主要以黄芪、盐山萸肉、杜仲、党参、山药补益脾肾之气，益智仁、芡实、黄精固肾填精，桂枝巩固通阳化气之效，并随证加减，予以决明子等清热利湿。

案 2 中刘旭生教授使用雷公藤多苷片、三芪口服液治疗 IgA 肾病。雷公藤类制剂包括含雷公藤、昆明山海棠和东北雷公藤成分的一类药物，是一种具有免疫抑制剂样作用的中成药。目前已上市的雷公藤类制剂有雷公藤多苷片、雷公藤片、雷公藤内酯软膏、昆明山海棠片及火把花根片等，含有雷公藤属植物的常见药物有昆仙胶囊、金关片等。刘旭生教授认为，雷公藤性寒，味辛苦，有祛风除湿、活血消肿之功，结合现代药理证实其具有免疫抑制的功能及降低 IgA 肾病患者群蛋白尿的疗效，可辨证施用于蛋白尿控制欠佳、肾功能快速减退的 IgA 肾病患者群。雷公藤类制剂的主要不良反应有性腺抑制、肝功能受损及胃肠道反应，与激素和细胞毒类药物相比，毒副作用较轻，呈浓度相关，一般停药后不良反应可消失。用药方案中的中成药金水宝胶囊乃冬虫夏草制剂。冬虫夏草，俗称（冬）虫草，性温，味甘，入肺、肾经，主保肺气实腠理、补肾益精。刘旭生教授认为，IgA 肾病患者久病病邪恋体，平素多虚，予虫草制剂兼补肺肾，巩固内外之气，以达扶正补虚之效。现代研究也指出，虫草具有抑制肾小球系膜细胞增生、减少蛋白尿等作用。

治疗方案中另一中成药三芪口服液乃以黄芪、三七、丹参为主要成分的中成药制剂，由杨霓芝教授团队基于“益气以调节机体不正常免疫功能”理论研发而成，功能主要为补气活血，遵杨老治病理念之传承、发扬，刘旭生教授认为，IgA 肾病主证多为久病损气，气虚不摄，同时兼久病之瘀邪，故治疗上可予三芪口服液以兼顾益气与活血。回顾上述两则医案，无不以“急则治其标，缓则治其本”为法进行综合治疗。

IgA 肾病病程绵延，每遇外感之邪加重，日久耗伤，正气渐损，累及脾肾，当以补益脾肾为本，但又须忌补益太过，山药、山萸肉、黄芪、杜仲、党参等药味乃上乘之选，随证施治；患者多体虚易感，兼之诸症，当以急则治其标为法，拟在基础方的基础上配合首乌藤、茯神、牡丹皮养心宁神，石斛清热养阴，肉苁蓉补肾通便等对症施治。

刘旭生教授经验介绍：

IgA 肾病各分型临床表现及预后相差甚远，每遇外感加重，病情反复延绵，刘旭生教授认为治疗上强调未病先防、既病防变，提倡通过感染控制、改善血尿及蛋白尿等综合治疗以护肾。

1. 预防及控制感染

感染是病情反复、进展的主要原因，提高机体免疫力预防感染、及时控制感染尤显重要。因此，中药方剂中可酌情加用扶正补益中药（如党参、太子参、黄芪等补气药）固本扶正，固先天之气；佐以山药、茯苓、白术等健脾药益气健脾，培育后天之气，黄精、芡实等补肾药以固肾填精，涵养先天之精等。此外，现代药理研究提示，许多中药对各病原体有抑制作用，可临证、随症而酌情选用及时控制感染。有此类作用的常见中药有蒲公英、茵陈、黄芩、秦皮等，施用之时可灵活选用，如症见咳嗽咯黄痰，咽痛，舌红苔黄，脉浮数等风热之象，可予浙贝母、百部、连翘等疏风利咽喉，清热化痰；症见里急后重，肛门灼热不适，大便秽臭等湿热下注大肠之象，可予大黄、白头翁等清肠泄热。

2. 改善血尿

IgA 肾病以持续镜下血尿或肉眼血尿为主要临床特征，现代医学对于单纯血尿暂未有对症治疗，而中医学中各代医家对血尿的病因病机进行探讨，无不归于“热”。在临床实践中，可用凉血止血药物缓解血尿症状。方中常用凉血止血药有小蓟、地榆、白茅根、槐花等；同时须注意，忌大堆寒凉之药以防耗损正气，可佐以黄芪、党参、生地黄等以补益固本。

3. 蛋白尿的治疗

IgA 肾病部分患者除尿血外，可出现持续蛋白尿，蛋白尿是影响 IgA 肾病预后的危险因素之一。现代医学方面目前主要通过 ACEI 类或 ARB 类药物降低肾灌注以减少尿中蛋白漏出。中医学方面，已有现代研究证实多味中药具有 ACEI、ARB 样作用，如芡实、菟丝子、黄精、黄芪、牛膝等具有补益固肾摄精之品，临床实践中可起到辅助治疗的作用。

4. 具有糖皮质激素样作用中药的应用

现代医学中，对于经过 3～6 个月支持治疗、GFR＞50mL/(min·1.73m^2)、尿蛋白≥1g/d 的 IgA 肾病患者群，KDIGO（改善全球肾脏病预后组织）肾小球肾炎临床实践指南推荐糖皮质激素或其他免疫抑制剂治疗。然而，糖皮质激素常见的各种不良反应，如感染、皮肤及软组织变化、水钠潴留、消化系统不良反应、骨质疏松使得其在临床实践的应用尤为谨慎。具有类似肾上腺皮质激素样作用的中药，副作用小、疗效良好，使用时可随证加用以巩固疗效，常见中药有黄芪、人参、冬虫夏草、肉桂、柴胡、知母、秦艽、防己等。

5. 免疫调节

IgA 肾病患者存在免疫功能异常，因此调节机体免疫水平以降低循环中免疫复合物水平是中医药施治的重要思路。现已得到证实并已投于临床应用的中药免疫抑制类药物有雷公藤及其制剂如雷公藤总苷片、雷公藤多苷片等；此外，现代研究证实的黄芪、淫羊藿等药物的免疫调节作用也引起了学者的关注。

6. 中西医综合治疗，增效减毒保驾护航

IgA 肾病患者在使用激素或免疫抑制剂过程中，出现不同并发症或不适症状，中药汤剂根据辨证适时调整，减轻副作用的发生，提高患者依从性。目前部分中药成分具有提高免疫力、抗炎等作用，如黄芪、白术、丹参等，可用于避免感染。如使用激素过程中，患者出现面部痤疮、口干口苦、舌红少津，出现耗气伤津之象，予以益气养阴生津之品减少患者不适

症状。

五、日常调养

（一）生活习惯

平时多饮水，情志舒畅，积极锻炼身体，增强体质以预防感冒；积极治疗感冒及疮疖等皮肤疾患。中医认为“辛温燥热之品，纯阳之物，动火伤气，迫血妄行”，因此应避免过多饮酒，少食辛辣煎炸食物，以免加重血尿。剧烈运动时，肾脏血管收缩，导致肾血流量减少，供氧暂时不足，致肾小球毛细血管的通透性增加，从而引起血尿，或使原有血尿加重，故应劝告患者避免剧烈运动。长时间站立不动，腰肌压迫肾静脉，使肾脏出现短暂瘀血，可以见到血尿。故患者应坐立交替，不宜久站，以免伤及肾气。

（二）饮食调适

（1）蛋白质的摄入应根据病情而定。若患者有肾功能不全，应限制蛋白质的摄入，如尿素氮超过 60mg/dL 时，每日蛋白质供给量以每千克体重 0.5g 为宜，并采用牛奶、鸡蛋等高生物价蛋白质，以减轻肾脏排泄氮质的负担；若有严重肾功能不全、氮质血症时，需进一步减少蛋白质的摄入，为减少主食中非必需氨基酸的摄入，可用玉米、藕粉等代替主食；若无上述情况或病情好转时，可逐渐增加蛋白质的摄入量，每日每千克体重可供给蛋白质 1g。

（2）碳水化合物和脂肪摄入，一般可不加限制。要保证充足的热量供给。

（3）有浮肿及高血压症状的患者，应依病情分别采用少盐、无盐或少钠食品。少盐是指每日食盐摄入量低于 3g；无盐是指每日膳食中不加食盐，也不食用含有食盐的食物；少钠是指每日膳食含钠量最高不超过 1000mg，除食盐外，含钠高（如碱）的食物也要加以控制。

（4）持续少尿伴高血钾的患者，要避免含钾量高的食品，如水果及各种果汁等。

（5）保证富含维生素 A、B 族维生素及维生素 C 的食物供给，特别是新鲜蔬菜及水果应尽量多吃。

（三）精神心理调适

避免精神刺激和过度劳累诱发、加重病情。适当参加体育活动以促进身心的发育，增强身体抗病能力。

（四）药膳食疗方

1. 丝瓜饮 老丝瓜 1 段。将丝瓜洗净熬水，不拘时凉饮之。具有凉血止血之效。适用于热伤阴络而引起的尿血。

2. 土茯苓乌龟汤 乌龟 1 只，土茯苓 90g。将龟放于热水中，使其排尿，然后将之杀死，切开洗净，去内脏，与土茯苓、水适量煮食，可加少许盐调味。适用于湿热型患者。

3. 虫草乌鸡汤 冬虫夏草 10g，乌鸡 1 只，鹌鹑蛋 10 个。炖食之，每周 1～2 次。适用于气不摄血者。

4. 芡实猪腰汤 芡实 50g，党参 30g，猪肾 1 个。剖开猪肾后用盐和白酒搓洗去味，与芡实、党参共煮汤，低盐食用，每日 1 剂。适用于尿蛋白较多者。

第四节 特发性膜性肾病

一、疾病概述

膜性肾病（membranous nephropathy，MN）发病机制不明，80% 患

者病因未知，肾脏病变为主，称原发性膜性肾病；20% 发病与其他疾病相联系，称继发性膜性肾病。研究表明我国 MN 占肾小球疾病的 23.4%。特发性膜性肾病在膜性肾病中较为常见，该疾病在发病初期临床表现不明显，容易被忽视，随着疾病发展部分患者会出现蛋白尿，严重者会出现镜下血尿、高血压等情况。有学者指出，特发性膜性肾病好发于有自身免疫性疾病、肿瘤以及感染性疾病的患者人群，男性发病率高于女性，儿童发病率相对较低。随着疾病发病率的增加，治疗方案也在不断改善。

膜性肾病患者具有水肿、泡沫尿等特点，辨病归于中医学中“水肿”“尿浊”“虚劳”等范畴，病位在肺脾肾三脏，肺失宣降，脾虚，则水停聚而成湿，则生水肿。肾虚开阖失司致精微泄于下，尿浊始生。或因脾肾皆亏，先后天失于资生，则体虚邪侵，不敌外风袭扰肾关，精微运行不畅，遂生水肿。或脾虚湿阻中焦，气机升降不利，清浊失调，或湿浊内蕴化热停聚三焦阻血行，血滞成瘀，则病进。有医家认为 MN 为脾肾亏耗，肾络瘀损，治以“和络”为重。也有人认为 MN 是风湿瘀为诱因，风湿演化湿浊衍至浊瘀致病进。亦有人认为 MN 因风邪内伏突袭肺卫，交缠他邪。综上所述，各医家对 MN 病因病机见解各异，但能达成正虚邪实的共识，肺脾肾三脏失和，病理因素皆不离风湿虚瘀。

二、现代医学诊断要点和治疗

（一）诊断要点

肾活检组织病理学检查是 MN 诊断的金标准。光镜下 MN 的特征性改变包括：肾小球基底膜弥漫性增厚；免疫荧光见 IgG 伴或不伴 C3 沿毛细血管基底膜呈颗粒状沉积；电镜下可见肾小球基底膜上皮下电子致密物规则分布，常伴足突广泛融合。典型的 pMN 通常不伴有增殖性病变，IgG 亚型的免疫荧光以 IgG4 阳性为主，PLA2R 相关性 pMN 可见肾组织 PLA2R 免疫荧光阳性。如肾组织病理中观察到系膜或毛细血管内增殖性病变、免疫荧光显示多种免疫球蛋白及补体成分染色阳性、电镜见系膜区和（或）内皮下电子致密物沉积、电子致密物存在亚结构、内皮管网状结构等现象则提示继发性 MN 可能。

（二）现代医学治疗

特发性膜性肾病属于自身免疫性疾病，因为循环抗体与肾小球足细胞之间的靶抗原相结合，导致原位免疫复合物沉积，将补体激活，从而刺激足细胞，将炎症因子释放出来，对肾小球毛细血管壁的功能造成损伤，从而导致患者出现蛋白尿。临床上特发性膜性肾病患者如果出现大量尿蛋白（尿蛋白定量＞3.5g/24h），对疾病预后造成不良影响。由此可看出该疾病治疗目的在于降低患者蛋白尿。但特发性膜性肾病患者的病情存在差异，经过治疗后患者的恢复情况不同，因此需要定期检查，根据患者的复查结果监测病情变化，及时调整治疗方案，因此需严格遵医嘱用药。

1. 支持治疗 MN 合并蛋白尿的患者均应接受支持治疗，主要措施包括：

（1）限制钠盐摄入、利尿，必要时输注白蛋白。

（2）最大耐受剂量的肾素 - 血管紧张素系统（RAS）抑制剂。

（3）对于 NS 合并高胆固醇血症的患者，给予他汀类药物治疗。

（4）预防性抗凝治疗，目前多项指南推荐抗凝方案首选口服华法林，依具体病情也可选择低分子肝素，或考虑加用阿司匹林。

2. 免疫抑制治疗

（1）初始治疗方案的选择 对于肾功能进展中风险的 pMN 患者，在密切随访的同时可给予利妥昔单抗（rituximab，RTX）或钙调磷酸酶抑制剂（calcineurin inhibitor，CNI）或 CNI 联合糖皮质激素（简称激素）的治疗方案；肾功能进展高风险的患者，给予 RTX 或激素联合环磷酰胺（cyclophosphamide，CTX）或 CNI 联合 RTX 的治疗方案；处于肾功能进展极高风险的患者，给予激素联合 CTX 治疗。

激素联合 CTX 是 pMN 的经典治疗方案，多项临床研究显示其能够有效诱导并维持缓解，降低患者肾功能进展风险。一项纳入 75 个随机对照试验（randomized controlled trial，RCT）研究的网络 Meta 分析显示，激素联合 CTX 是中国 pMN 患者效价比最高的选择，其价格低廉且治疗缓解率高。但由于 CTX 存在细胞毒性，副作用相对较多，需注意系统评估患者生育要求、肿瘤风险，权衡风险及获益后慎重选择。

临床常用的 CNI 包括环孢素 A（cyclosporin A，CsA）和他克莫司（tacrolimus，TAC），既往 RCT 研究证实该类药物治疗 pMN 具有短期有效性及长期安全性。但值得注意的是，CNI 停药后复发率较高，可达 40%～70%。因此，有学者提出可在 TAC 减量期给予 RTX 以减少复发。此外，CsA 有效浓度和中毒浓度接近，激素联合 TAC 有增加新发糖尿病患病风险及潜在肾毒性等问题，使用该方案期间需监测血药浓度，及时调整药物剂量。

前瞻性多中心 RCT 研究（MENTOR 研究、GEMTIRUX 研究）结果显示，RTX 治疗 pMN 在维持缓解和减少复发方面较传统免疫抑制剂有较大优势。根据我国专家共识，RTX 治疗 pMN 的推荐方案为：① RTX 静脉注射，每次 375mg/m^2，每周 1 次，连续 4 周为 1 个疗程；② RTX 静脉注射，每次 1g，间隔 2 周使用，共计使用 2 次为 1 个疗程。用药剂量应结合患者体重适当减小，治疗后第 6 个月时可根据患者 B 细胞回升程度、抗 PLA2R 抗体水平、临床缓解情况决定是否再注射 1 次，其后每半年左右重复评估。使用 RTX 需密切了解患者免疫状态，重视继发性感染防治，如存在免疫低下或免疫缺陷应谨慎或避免使用。

（2）初始治疗后的免疫监测　在 pMN 治疗初期，每 1～2 个月监测血清抗 PLA2R 抗体滴度变化，有助于评估疾病治疗效果及预测缓解和复发。目前并无证据提示不同免疫抑制方案（激素联合 CTX、激素联合 CNI、RTX）在清除抗 PLA2R 抗体效果方面存在显著差异。依据初始治疗开始后 6 个月，血清抗 PLA2R 抗体水平指导治疗方案的调整。如病程中抗 PLA2R 抗体水平大幅下降常提示临床疗效较好；如治疗 6 个月时抗 PLA2R 抗体水平增加或无明显变化，初始治疗采用非 RTX 方案者可加用 RTX，初始治疗使用 RTX 者可考虑追加使用 1 次，或在 RTX 单药治疗基础上增加其他免疫抑制剂，或重新评估且向本地综合医院的肾内科专科医生咨询后再决定治疗方案。

（3）初始治疗缓解后复发　2021年版KDIGO指南建议联合血白蛋白水平和尿蛋白-肌酐比值（PCR）评估治疗缓解与复发，将部分缓解定义为血白蛋白水平恢复正常，将复发定义为蛋白尿增加伴血白蛋白水平下降。确诊初始治疗缓解后复发的pMN患者，后续治疗的选择需结合初始治疗方案：① 如初始治疗方案为RTX，缓解后复发则推荐重复使用；② 如初始治疗方案为CNI联合或不联合激素，缓解后复发则建议更换为RTX或CNI或CNI联合RTX治疗；③ 如初始治疗方案为激素联合CTX，缓解后复发重复使用激素联合CTX，此时需考虑CTX的最大耐受剂量，进行风险及获益评估，或可建议患者考虑更换为RTX治疗。

（4）治疗抵抗的pMN　治疗抵抗的pMN或称难治性pMN，是指：① 患者确诊时抗PLA2R抗体阳性，经足量足疗程的一线免疫抑制治疗后，抗PLA2R抗体持续高滴度阳性或无变化；② 患者抗PLA2R抗体持续阴性，经一线免疫抑制治疗6个月以上仍持续表现为NS。临床考虑治疗抵抗，应首先评估患者依从性，并完善外周血B细胞计数、CNI药物浓度、IgG水平、抗利妥昔单抗抗体等检查，评估治疗药物效能。

确诊治疗抵抗后，依据eGFR水平及初始方案调整后续治疗策略。① 患者出现治疗抵抗时eGFR较初始治疗时无明显变化：初始治疗方案为RTX，调整治疗方案为CNI联合RTX；初始治疗方案为CNI或激素联合CTX，则调整治疗方案为RTX；患者经上述调整方案治疗3个月后评估疗效，如仍无反应，可考虑更换为激素联合CTX。② 患者出现治疗抵抗时eGFR下降，则更换为激素联合CTX方案。如患者经上述调整后治疗仍无效，考虑多种免疫抑制剂治疗抵抗的难治性pMN，建议转诊至治疗经验丰富的中心评估并制订后续方案。

（5）RTX抵抗的pMN治疗进展　一项前瞻性研究对100例使用RTX治疗的pMN患者进行了10年随访，其中32例接受过其他免疫抑制剂治疗的患者缓解比例为56%（18/32），提示RTX对其他免疫抑制剂难治的

pMN 患者仍有较好疗效。然而，临床研究显示 0～40% 的难治性 pMN 对 RTX 治疗反应欠佳。经 RTX 治疗 1 个疗程后无临床和（或）免疫学缓解的 pMN 患者可被定义为 RTX 治疗抵抗的 pMN。目前对于 RTX 抵抗，特别是同时存在多种免疫抑制剂治疗抵抗的难治性 pMN 的治疗仍然存在困难。

（6）有报道以下新型生物制剂可能对上述患者有效。① 人源性抗 CD20 单克隆抗体：代表药物为奥法木单抗和奥妥珠单抗；② 抗 CD38 单克隆抗体：代表药物为达雷妥尤单抗和艾萨妥昔单抗；③ 激素联合蛋白酶体抑制剂：具有代表性的方案为激素联合硼替佐米。然而，上述药物的确切疗效仍有待临床研究验证。

三、中医治疗

（一）辨证论治

1. 风水相搏型

【证候特点】症见眼睑浮肿，继则四肢及全身皆肿，来势迅速，多有恶寒，发热，肢节酸楚，小便不利等症。偏于风热者，伴咽喉红肿疼痛，舌质红，脉浮滑数。偏于风寒者，兼恶寒，咳喘，舌苔薄白，脉浮滑或浮紧。

【治法】疏风清热，宣肺利水。

【代表方剂】越婢加术汤加减（炙麻绒、石膏、生姜皮、白术、大腹皮、茯苓、桑白皮、黄芩、防风、连翘、麦冬、生甘草）。

【临证加减】若风寒偏盛，去石膏、连翘加桂枝、荆芥，防风加量以祛风散寒；若风热偏盛，加桔梗、牛蒡子、芦根，以清热利咽。

2. 湿热壅盛型

【证候特点】症见遍身浮肿，皮肤绷紧光亮，胸脘痞闷，烦热口渴，小便短赤，或大便干结，舌红，苔黄腻，脉沉数。

【治法】分利湿热，化湿行水。

【代表方剂】疏凿饮子加减（赤小豆、羌活、大腹皮、秦艽、茯苓、豆蔻、猪苓、黄柏、生大黄、薏苡仁、六月雪）。

【临证加减】此方适用于水湿壅盛，表里俱病的阳水实证。若口干咽燥，可加竹茹、芦根。

3. 脾肾气虚型

【证候特点】身肿，腰以下尤甚，按之凹陷，脘腹胀满，疲乏无力，面色无华，四肢倦怠，小便短少，大便不成形或溏稀，舌质淡，苔白滑，脉沉缓。

【治法】健脾益气，固肾利水。

【代表方剂】参芪地黄汤加味（黄芪、生地黄、山萸肉、山药、茯苓、牡丹皮、党参、杜仲、甘草）。

【临证加减】如兼瘀血，可加丹参、益母草以活血通络；如兼湿热，可加白花蛇舌草、半枝莲、重楼以清热祛湿；尿少水肿者，可加车前子、茯苓皮等利水消肿；易感冒者加防风、白术以益卫固表。

4. 脾肾阳虚型

【证候特点】症见水肿反复难消，面浮肢肿，腰以下甚，按之凹陷，四肢厥冷，怯寒神疲，面色㿠白，尿量减少或反多，舌质淡胖，苔白，脉沉细。

【治法】温补脾肾，化气行水。

【代表方剂】二仙六味合真武汤加减（仙茅、淫羊藿、生地黄、茯苓、牡丹皮、山药、山萸肉、白术、桂枝、半夏、白芍、炒薏苡仁）。

5. 瘀水互结型

【证候特点】症见水肿延久不退，下肢肿甚，腰部酸痛伴血尿，口唇青紫，面色晦暗，舌质紫暗，苔白，脉沉涩。

【治法】活血祛瘀，行气利水。

【代表方剂】桃红四物汤合五苓散加减（桃仁、红花、当归、赤芍、川芎、丹参、益母草、茯苓、桂枝、猪苓、白术、灯盏细辛)。

【临证加减】如兼阳虚加熟附子、淫羊藿、巴戟天等。兼气虚者加黄芪、党参、白术等。

(二)中成药

1. 黄葵胶囊　每次4～5粒，每日3次，口服。用于热毒炽盛兼有湿热者。

2. 昆明山海棠片　每片50mg，每次2～4片，每日3次，口服。用于热毒炽盛者。

3. 六味地黄丸　每次6g，每日2次，口服。用于肝肾阴虚者。

4. 百令胶囊(金水宝胶囊)　每次4～5粒，每日3次，口服。用于正虚征象明显者。

5. 肾宝糖浆　每次15mL，每日3次，口服。用于阴阳两虚者。

四、经典医案

徐某，男性，42岁。初诊：2019年2月6日。既往体健，2018年11月21日因下肢水肿在珠海某三甲医院行肾穿刺提示为“Ⅰ期膜性肾病”，24h尿蛋白定量3.6g，血肌酐正常，予厄贝沙坦片、百令胶囊、环孢素等治疗。因病情未缓解就诊。

就诊时症见：疲倦，乏力，无发热恶寒，双下肢轻度浮肿，纳眠可，大便每日1次，小便调。舌淡暗，苔黄，脉细。BP：131/90mmHg。

中医诊断：水肿(脾肾气虚，水湿瘀阻)。

治以健脾补肾益气，利湿活血。

处方：菟丝子10g，丹参20g，泽兰10g，石韦20g，桃仁10g，甘草5g。黄芪20g，生地黄25g，盐山萸肉15g。

二诊(2019年3月15日)：双下肢轻度浮肿，少许口干，睡眠胃纳一般，大便解，夜尿1次，舌淡暗，苔薄黄，脉细滑。3月15日尿常规：蛋白+；尿微量白蛋白/尿肌酐1600；血白蛋白33.7g/L；肾功能未见异常。

成药予肾炎康复片，每次 5 片，一日 3 次。拟方如下：

菟丝子 10g，丹参 20g，泽兰 10g，石韦 20g，桃仁 10g，甘草 5g。黄芪 20g，生地黄 25g，盐山萸肉 15g，益智仁 15g。水煎服，日一剂。

三诊（**2019 年 5 月 23 日**）：双下肢无明显浮肿，无口干，睡眠一般，胃纳可，二便正常。舌淡暗，苔薄黄，脉细滑。24h 尿蛋白定量为 755mg，血清白蛋白 34.8g/L，肾功能正常。拟方如下：

菟丝子 10g，丹参 20g，泽兰 10g，石韦 20g，桃仁 10g，甘草 5g。黄芪 20g，生地黄 25g，盐山萸肉 15g，益智仁 15g。

第五节 微小病变性肾小球病

一、疾病概述

近年来，全球慢性肾脏病患者人数不断增长，我国慢性肾脏病发病率高达 10.8%，肾小球疾病是我国慢性肾衰竭的常见病因。微小病变性肾小球病（minimal change glomerulopathy，MCD）是导致肾病综合征的最常见疾病之一。据报道，儿童微小病变性肾小球病发病率在 2～7 例 /10 万名儿童，微小病变性肾小球病是儿童肾病综合征最常见的病理类型，约占 1 岁以上儿童肾病综合征的 70%～90%。在成人肾病综合征中占 10%～25%。儿童微小病变性肾小球病患者男女比例约为 2∶1～3∶1，成人患者接近 1∶1。微小病变性肾小球病在亚洲人中更常见。

MCD 常被认为属中医学“水肿”“尿浊”“腰痛”“癃闭”“虚劳”等范畴，其主要病机与肺、脾、肾三脏功能失调有关，根本在肾，失调致虚，浊邪蕴阻，精微外泄。《景岳全书·肿胀》："今肺虚则气不化精而化水，脾虚则土不制水而反克，肾虚则水无所主而妄行。"具体来说，MCD 临床常有水肿、畏寒肢冷、面色㿠白或萎黄、舌淡等症状，是脾肾阳虚证基础上兼有瘀血、水湿等病理产物的表现，其中湿浊最为主要，"湿胜则阳微"（《温热论》）。《金匮要略》言："血不利则为水。"所以，MCD 中阳气衰微，湿浊更为泛溢难化，阳虚、水湿、瘀血三者互为因果，加重 MCD 程度。更有学者从阴阳互根互用关系方面提出，将有形之足细胞划为阴，肾气为一身阳气之主，可温煦与维持各脏器正常生理功能，认为肾阳亏虚导致足细胞病变，从而产生蛋白尿这一病理症状。

二、现代医学诊断要点和治疗

（一）诊断要点

1. 临床特征　大量蛋白尿（尿蛋白定量＞3.5g/24h），低蛋白血症（血清白蛋白＜30g/L），伴或不伴全身浮肿，高脂血症。

2. 病理特征　光镜：肾小球无清晰病理改变，少见系膜增生；肾小管上皮可见空泡征。免疫病理：肾小球内各类 Ig 及补体均（–）。少见 IgM 和补体 C3（±）。电镜：肾小球病变轻微，足细胞普遍足突消失，细胞质扁平附于基底膜上；足细胞内可见少量不等的空泡；系膜细胞由系膜基质包裹、环绕；肾小球其余结构无异常。

（二）现代医学治疗

包括一般治疗、对症治疗、糖皮质激素治疗和并发症的防治。

1. 一般治疗

（1）卧床休息：水肿消失、一般情况好转后，可起床活动。

（2）饮食治疗：低盐饮食（＜3g/d）；适量优质蛋白饮食 0.8～1.0g/(kg·d)；热量摄入≥126～147kJ(30～35kcal)/(kg·d)。

2. 对症治疗

（1）利尿消肿：氢氯噻嗪 25mg，2 次 /d，口服。

（2）减少尿蛋白：氯沙坦 100mg，1 次 /d，口服。

（3）降脂治疗：阿托伐他汀 20mg，1 次 / 晚，口服。

3. 并发症防治

（1）低分子肝素钠 4000U，1 次 /d，皮下注射。

（2）碳酸钙维生素 D 600mg，1 次 /d，口服。

（3）奥美拉唑 20mg，1 次 /d，口服。

4. 糖皮质激素　泼尼松 1mg/(kg · d) 早晨顿服（最大剂量 80mg/d）。

三、中医治疗

（一）辨证论治

1. 脾肾气虚证

【证候特点】眼睑或足跗浮肿或尿多泡沫，气短乏力，腰膝酸软，腹胀便溏，面色萎黄。舌淡胖齿痕苔薄白，脉沉细。

【治法】健脾益肾。

【代表方剂】四君子汤合肾气丸加减。可选用人参、茯苓、白术、熟地黄、山药、泽泻、牡丹皮、桂枝、附子等。

2. 肺脾气虚证

【证候特点】眼睑、足跗浮肿或尿多泡沫，神疲懒言，纳少、腹胀，易感冒，自汗，纳差便溏。舌淡，舌体胖或舌边有齿痕，苔薄白，脉弱。

【治法】补益肺脾。

【代表方剂】玉屏风散合四君子汤加减。黄芪、白术、防风、人参、茯苓等。

3. 气阴两虚证

【证候特点】眼睑、足跗浮肿或尿多泡沫，神疲乏力，腰酸膝软，口干目涩，眩晕耳鸣，潮热盗汗，五心烦热。舌红或淡红，苔薄或少苔，脉细或细数。

【治法】益气养阴。

【代表方剂】参芪地黄汤加减。黄芪、党参、地黄、山药、当归、白芍、川芎、女贞子、墨旱莲、金樱子、芡实等。

4. 肝肾阴虚证

【证候特点】眼睑、足跗浮肿或尿多泡沫，目睛干涩，眩晕耳鸣，咽干而痛，腰酸膝软，潮热盗汗，五心烦热，大便偏干。舌瘦红少苔，或有裂纹，脉细数。

【治法】滋养肝肾。

【代表方剂】六味地黄汤加减。地黄、山药、山萸肉、牡丹皮、茯苓、泽泻等。

5. 脾肾阳虚证

【证候特点】眼睑、足跗浮肿或尿多泡沫，畏寒肢冷，腰膝冷痛，大便溏泄，尿少浮肿，或小便清长，或夜尿频多。舌淡胖苔薄白或水滑，脉沉迟无力。

【治法】温阳利水。

【代表方剂】真武汤合实脾饮加减。可选用黑附子、党参、茯苓、白芍、干姜、白术、肉桂、大腹皮、厚朴、泽泻、木瓜等。

（二）中药外治

1. 艾灸　取艾条点燃后，在穴位上方约1～3cm处熏灸，一般每个穴位10min左右，至皮肤温热发红，而不致皮肤灼伤。可选择：肺俞、脾俞、肾俞、足三里、关元、气海等穴位。

2. 中药泡洗 根据患者证候特点随症加减。可以口服中药煎后之药渣再煎煮后，洗按足部，每日 1 次。

四、经典医案

李某，女，31 岁。初诊：2019 年 3 月 5 日，患者 3 年前无明显诱因出现颜面、肢体浮肿，小便泡沫多，当地医院诊断为“肾病综合征”，并予肾穿示“微小病变性肾小球病，不除外 FSGS”，予足量激素治疗后，水肿减退，尿蛋白可转阴，但每于泼尼松（强的松）减量 2～3 片时，尿蛋白复发。现激素维持 15mg/d，1 周前外院门诊查尿常规：蛋白 ++，双下肢轻度浮肿。遂来诊，刻诊见双下肢轻度浮肿，尿中泡沫，乏力，肢体倦怠，少许口干口苦，大便稍溏，小便量可；舌质淡暗，苔白，脉沉。给予参芪地黄丸加减。拟方如下：

生地 30g，黄芪 30g，蒲公英 15g，山药 15g，山茱萸 15g，猪苓 15g，金樱子 10g，芡实 30g，泽兰 10g，苍术 10g。

复诊（2019 年 4 月 1 日）：患者下肢浮肿明显减轻，口干不明显，乏力稍减，自觉尿中泡沫明显减少，大便较前成形。舌淡暗，苔白，脉沉。尿常规：蛋白 +。拟方如下：

生地 30g，黄芪 30g，蒲公英 15g，山药 15g，山茱萸 15g，猪苓 15g，金樱子 10g，芡实 30g，泽兰 10g，苍术 10g，党参 10g，莲子 10g，丹参 10g。

三诊（2019 年 4 月 24 日）：患者少许疲乏，大便改善，胃纳可，诉久站双下肢少许酸软，轻微浮肿，尿常规：蛋白（±），舌脉基本同前。守前方加牛膝 12g，共 30 剂，煎服法同前。

2019 年 8 月随访，患者自行在当地照原方取药，已停激素 1 个月，复查尿蛋白波动于阴性 –～±。

第六节

狼疮性肾炎

一、疾病概述

狼疮性肾炎（lupus nephritis，LN）是自身免疫疾病系统性红斑狼疮（systemic lupus erythematosus，SLE）所引起的免疫复合物性的肾脏损害。根据国内多项大型流行病学调查，系统性红斑狼疮的发病率为（30～70）/10万，男女患病比为1∶（10～12），50%以上的系统性红斑狼疮患者有肾脏受累，是国内最常见的继发性肾小球疾病和终末期肾脏病的主要原因。系统性红斑狼疮、狼疮性肾炎的发病机制目前尚未完全阐明，目前共识为遗传因素、环境因素及体内雌激素水平的共同作用下产生大量自身抗体等免疫功能异常表现。该病的临床表现多样，狼疮性肾炎可与系统性红斑狼疮其他临床表现同时出现，如发热、皮疹、贫血、浆膜炎、血小板减少、神经系统异常等，也可首先单独累及肾脏，如无症状血尿和（或）蛋白尿、肾病综合征，伴有肾功能损害的急进性肾炎均可能出现。肾穿刺活检及病理分型是诊断、评估病变活动度及治疗预后的重要预测因素。治疗上，狼疮性肾炎的治疗主要包括免疫抑制治疗和并发症的支持治疗，狼疮性肾炎的免疫抑制治疗往往也不可避免地带来治疗副作用，如生理性免疫功能紊乱、感染及肿瘤发生的风险提高等。

中医学古籍中尚无狼疮性肾炎、系统性红斑狼疮等病名记载，未对其进行确切的记载和专门的论述。但古籍中有散在的症状论述可供参考，《金匮要略·百合狐惑阴阳毒病脉证治》中，“阳毒之为病，面赤斑斑如锦文”“阴毒之为病，面目青，身痛如被杖，咽喉痛”，《诸病源候论》：“肿之生也，皆由风邪寒热，毒气客于经络，使血涩不通，壅结皆成肿也。”根据狼疮性肾炎的皮肤红斑、水肿、关节疼痛等临床表现，当属历代中医学古籍中阴阳毒、红蝴蝶疮、丹疹、痹证、水肿、虚劳等概念。刘旭生教授认为，本病病位主要在肝脾肾，病机总属本虚标实，本虚以肾虚为主，随疾病进展出现脾肾两虚、气阴亏损等，标实乃热毒、瘀血、湿浊互结，以热毒为要，三者互为因果，搏结于体内，促使疾病进展。狼疮性肾炎在疾病发展的不同阶段，针对虚、毒、热、瘀四者可相互为病，临床上或虚实错杂，或寒热错杂，或本虚标实，而本证标证在不同疾病阶段也有不同治疗侧重。尤其随着病情进展及免疫抑制药物的使用会加重阴液亏虚，正气损伤，最终导致气阴两虚、阴损及阳。故在辨证论治的过程中需要抓住脾肾亏虚为本，湿、热、瘀、毒为标的原则。

二、现代医学诊断要点和治疗

（一）诊断要点

（1）系统性红斑狼疮出现以下一项临床和实验室检查异常时，即可诊断为狼疮性肾炎，包括：

① 蛋白尿持续大于 0.5g/24h，或随机尿检查尿蛋白（3+），或尿蛋白 / 肌酐 > 500mg/g（50mg/mmol）。

② 细胞管型包括红细胞管型、血红蛋白管型、颗粒管型或混合管型。

③ 活动性尿沉渣（除外尿路感染、尿 WBC > 5/HP，尿 RBC > 5/HP），或红细胞管型，或白细胞管型。

（2）肾活检病理显示为免疫复合物介导的肾小球肾炎则进一步确定 LN 的诊断。年轻女性患者出现肾脏损害表现，在诊断原发性肾炎之前应当排除狼疮性肾炎的可能，需积极寻找 SLE 的肾外表现，并结合实验室检查及肾活检加以确诊。根据 2003 年国际肾脏病学会 / 肾脏病理学会（ISN/

RPS）的狼疮性肾炎病理组织学分型，以及2018年RPS工作组的修订意见，可分为6种病理类型：Ⅰ型（轻微系膜病变）、Ⅱ型（系膜增生性）、Ⅲ型（局灶增生性）、Ⅳ型（弥漫增生性）、Ⅴ型（膜性）、Ⅵ型（晚期硬化性）。

（二）现代医学治疗

狼疮性肾炎的治疗方案以控制病情活动、阻止肾脏病变进展为主要目的。应根据临床表现、病理特征及疾病活动程度制订个体化治疗方案。

病理表现为Ⅰ型或Ⅱ型者：尿蛋白＜3g/d，根据肾外表现决定糖皮质激素和免疫抑制剂治疗；尿蛋白＞3g/d，糖皮质激素或钙调磷酸酶抑制剂治疗，同微小病变性肾小球病。

增生性狼疮肾炎：无临床和严重组织学病变活动的Ⅲ型患者，可给予对症治疗或小剂量糖皮质激素和（或）环磷酰胺。弥漫增殖性（Ⅳ型）和严重局灶增殖性（Ⅲ型）狼疮肾炎则应给予积极的免疫抑制治疗。病情活动者应先给予诱导疗法，待病情稳定后转入维持治疗。诱导治疗一般为泼尼松1mg/(kg·d)，疗程4～6周，以控制炎症反应，此后逐渐减量，直至5～10mg/d维持；同时合用免疫抑制治疗，如环磷酰胺静脉疗法（每个月0.5～1g/m^2，共6次；或者每2周0.4g，共6次），或者吗替麦考酚酯（1.5～2.0g/d，分2次口服）。维持治疗多采用硫唑嘌呤1～2mg/(kg·d)或吗替麦考酚酯0.5～1.0g/d。肾活检有大量细胞性新月体或纤维素样坏死病变，以及肾外病情活动严重者也可使用甲泼尼龙15mg/(kg·d)静脉冲击疗法，1次/日，3次为一疗程。

膜性狼疮肾炎（Ⅴ型）：表现为非肾病水平蛋白尿的单纯膜性狼疮肾炎患者仅需要降蛋白及降压治疗，根据肾外表现决定糖皮质激素和免疫抑制剂疗法。表现为肾病水平蛋白尿者，糖皮质激素联合免疫抑制剂治疗，如泼尼松1mg/(kg·d)联合环磷酰胺或吗替麦考酚酯、环孢素或他克莫司。

膜性狼疮肾炎患者合并增生性狼疮肾炎则按照后者治疗。

三、中医治疗

治疗原则为分清阶段，辨析虚实，明确主证与兼证，兼顾扶正与祛邪。病之初期，清热解毒之中配以滋阴生津；病之中期，益气养阴、补益气血之中配以补肾；病之后期，以温阳补肾或阴阳并补为法。早期和急性期用药不宜温燥，中后期用药不可过于苦寒，以免克伐胃气。治疗中应注意合理使用活血化瘀之品，选用得当，可阻止病情进一步发展。

（一）辨证论治

1. 热毒炽盛

【证候特点】壮热口渴而喜冷饮，躁扰不安，甚则神昏谵语，关节疼痛，肌肤发斑且颜色紫红，或衄血，口干，小便短赤，大便干结，舌质红润、红绛或紫暗，苔黄腻或黄干，脉弦数。

【治法】清热凉血，解毒消斑。

【代表方剂】犀角地黄汤合五味消毒饮加减。

【基本处方】水牛角30g（先煎），生地黄15g，赤芍15g，牡丹皮15g，蒲公英15g，白花蛇舌草20g，知母15g，大黄10g，甘草5g。

【临证加减】若神昏谵语可选用安宫牛黄丸、紫雪丹、清开灵、醒脑净等以清热解毒，开窍醒神；抽搐可酌加羚羊角粉、钩藤、僵蚕、地龙等以解痉息风；关节红肿者可用宣痹汤去半夏、赤小豆、金银花，加忍冬藤、桑枝以利湿通络，宣痹止痛；渴甚者加石斛、芦根。

2. 肝肾阴虚

【证候特点】面部红斑色泽不鲜，头晕目眩，视物昏花，五心烦热，潮热盗汗，筋脉拘急，口干咽燥，腰膝酸软或疼痛，男子遗精，或女子经少、闭经或月经过多，或长期低热，甚则见发脱齿摇，尿短赤或浑浊如脂膏，舌红少苔或光剥，脉细数。

【治法】滋阴清热，补益肝肾。

【代表方剂】六味地黄汤合二至丸加减。

【基本处方】生地黄 15g，山药 15g，山茱萸 10g，茯苓 15g，牛膝 10g，牡丹皮 15g，女贞子 15g，墨旱莲 15g。

【临证加减】若阴虚火旺而见尿热、血尿者，可改用知柏地黄汤加白茅根、仙鹤草、侧柏叶等以清热凉血止血；若阴虚阳亢而头晕耳鸣等，可加天麻、钩藤平肝潜阳；若伴水肿者，可改茯苓为茯苓皮，加泽泻、猪苓利水消肿。

3. 脾肾阳虚

【证候特点】两颧红斑色暗，面色不华，气短懒言，眼睑或全身浮肿，腰以下肿甚，甚则畏寒肢冷，腰膝酸软或腰膝冷痛，食少便溏，男子阳痿，女子月经不调，小便短少不利，白浊日久不愈，舌质淡或淡胖有齿痕，苔白腻，脉沉细无力。

【治法】益气健脾，温肾助阳。

【代表方剂】济生肾气丸合四君子汤加减。

【基本处方】黄芪 30g，党参 15g，白术 15g，茯苓 15g，淫羊藿 15g，肉桂 2g（焗服），牡丹皮 15g，川牛膝 15g，车前草 15g，炙甘草 5g。

【临证加减】若水肿明显偏脾阳虚者以实脾饮为主加减，偏肾阳虚者以真武汤加牛膝、泽兰等以加强活血利水之功；若阳虚不明显则去肉桂等大辛大热之品，而以补中益气汤为主加金樱子、菟丝子、益智仁等以健脾补肾。

4. 气阴两虚

【证候特点】倦怠乏力，心悸气短，少气懒言，恶风易感冒，自汗盗汗，五心烦热，口燥咽干而饮水不多，大便先干后稀，舌红少津，脉细或结代。

【治法】益气养阴。

【代表方剂】参芪地黄汤加减。

【基本处方】太子参 30g，黄芪 20g，山茱萸 10g，茯苓 15g，牡丹皮 15g，泽泻 15g，熟地黄 20g，山药 15g。

【临证加减】如兼瘀血，可加丹参、益母草以活血通络；如兼湿热，可加白花蛇舌草、半枝莲、重楼以清热祛湿；尿少水肿者，可加车前子、茯苓皮等利水消肿；易感冒者，加防风、白术以益卫固表。

（二）单方验方

1. 叶任高狼疮方 白花蛇舌草30g，紫草根30g，半枝莲20g，乌梢蛇9g，蜈蚣2条，益母草30g，丹参30g，牡丹皮9g，猪苓15g，知母15g，黄柏10g。本品可凉血化瘀，用于热毒蕴结、血热血瘀之狼疮肾炎。

2. 参芪活血汤 黄芪20g，党参10g，何首乌15g，丹参15g，生地黄10g，益母草15g，白花蛇舌草30g，白茅根30g，土茯苓10g，牛膝15g。本品可清热化瘀、凉血护阴，适用于热毒炽盛、肾络瘀阻者。

3. 首乌地黄汤 制何首乌15g，刺蒺藜12g，熟地黄15g，淮山药15g，山茱萸20g，牡丹皮12g，泽泻15g，茯苓15g，紫草15g，地骨皮15g，夏枯草30g，白鲜皮15g，钩藤25g。本品可滋养肾阴，清热解毒，适用于狼疮性肾炎肾阴虚损、热毒炽盛之证。

4. 芡实合剂 芡实30g，白术12g，茯苓12g，山药15g，菟丝子30g，金樱子24g，黄精24g，百合18g，枇杷叶9g，党参9g。研细末，每日3次，每次9g，开水送服，可消除蛋白尿，适用于狼疮性肾炎属肝肾阴虚者。

（三）中成药

1. 黄葵胶囊 每次4～5粒，每日3次，口服。用于热毒炽盛兼有湿热者。

2. 昆明山海棠片 每片50mg，每次2～4片，每日3次，口服。用于热毒炽盛者。

3. 火把花根片 每次3～4片，每日3次，口服。用于热毒炽盛者。

4. 六味地黄丸 每次6g，每日2次，口服。用于肝肾阴虚者。

5. 知柏地黄丸 每次3g，每日3次，口服。用于阴虚内热者。

6. 百令胶囊（金水宝胶囊） 每次4～5粒，每日3次，口服。用于正虚征象明显者。

7. 肾宝糖浆 每次 15mL，每日 3 次，口服。用于阴阳两虚者。

8. 肾肝宁胶囊 每次 3～5 片，每日 3 次，口服。用于肝肾不足，正虚明显者。

（四）中药外治

1. 灌肠

（1）灌肠方 生大黄 30g、蒲公英 15g、牡蛎 30g，加水适量，煎取汁 200mL，每日上、下午各 1 次，保留灌肠 30～60min 后排出，有降低血液中非蛋白氮的作用。适用于狼疮肾炎肾功能不全的患者。

（2）温肾解毒汤灌肠 丹参 30g，莪术 15g，六月雪 15g，紫草 20g，鹿蹄草 15g，生大黄 30g。上药加水 500mL，煎取汁 300mL，分 2 次保留灌肠，对肾功能减退、尿素氮升高者有一定效果。

2. 贴敷疗法 石蒜 2 个、蓖麻子 30 粒，共捣烂做饼，贴涌泉穴，每日 2 次，可使小便增多。

3. 外浴法 桑枝 500g，海桐皮 60g，豨莶草 100g，海风藤 100g，络石藤 200g，忍冬藤 60g，鸡血藤 60g。水煎取汁，沐浴周身，水温以 36～37℃为宜，每日 1 次，适用于关节红肿热痛者。

4. 中药熏洗 选用活血通络中药随证加减，煎煮后，洗按足部，每日 1 次，每次 30min，水温宜 37～40℃，加水至膝关节以下，水温不宜过高，以免烫伤皮肤。

5. 中药外敷 将适量芒硝置入棉布袋中，外敷浮肿的四肢和腹部，每日 1～2 次。

（五）推拿治疗

患者空闲时可自己按摩，也可让他人按摩，对系统性红斑狼疮肾炎有一定的辅助治疗作用。按摩手法要轻柔，皮肤上有狼疮斑的地方最好不要按摩，以免擦破引起局部感染。

（1）患者仰卧，以拇指点按中脘、水分、气海、阳陵泉、复溜等穴各

20min。

（2）患者俯卧，先以手掌直推腰部脊柱两侧，以透热为度，再点按三焦俞、肾俞、脾俞等各 2min，以酸胀为度，再在腰部两侧施以擦法 1～2min。

（3）可用两手掌快速有力地上下推动腰部，直到腰部感到发热为止，每日早、中、晚各 1 次。此法有补肾、化瘀、行气的功效。

（4）两手掌摩擦生热，按压两侧腰部及脊柱两旁，每侧 50 次，每日 2 次。此法有补肾强腰、舒筋活络之功。

（5）两手握拳，以示指掌指关节突起处或拇指点按肾俞、命门穴。该法有健脾益肾、舒筋活络之效，可防治腰酸腰痛。

（六）针灸治疗

1. 体针疗法　取三焦俞、气海、足三里、阴陵泉、肾俞、关元、天枢、三阴交等穴。每日选穴 5～6 个，轮换刺之，每日 1 次，10 天为 1 个疗程。

2. 电针疗法　取足三里、肾俞、三阴交，用电针仪，轻度至中度刺激，每次 10～20min，每日 1～2 次，10 天为 1 个疗程。

3. 耳针疗法　取交感、脾俞、肾俞、膀胱俞，留针 20～30min，每日 1 次，10 天为 1 个疗程。

4. 灸法　取大椎、关元、气海、足三里等穴，手持点燃的艾条，距离穴位 1.5～3.0cm，以感到温热为度，每穴可灸 10min，灸至皮肤发红晕为止。每日 1～3 次，可常年应用，更适用于病情缓解期。

四、经典医案

案 1　陈某，女，35 岁，2019 年 5 月 16 日因“发现蛋白尿一年余”门诊就诊，既往因皮疹、发热在外院住院，完善相关检查确诊为系统性红斑狼疮、狼疮性肾炎，就诊时免疫抑制方案为甲泼尼龙 24mg/d，吗替麦考酚酯 0.75g/ 次，每日 2 次。查尿常规提示：尿潜血 ++，尿蛋白 +++。肾功能正常。C3 和 C4 轻度降低。初诊：患者诉疲倦，头晕，咳嗽，无明显咳痰，腰背酸胀，心烦，纳可，眠一般，舌暗红，苔薄黄，脉沉。接诊后刘旭生教授了解患者病史后考虑中医诊断为尿浊、阴阳毒，辨证为脾肾气虚，湿热瘀阻，遂予六味地黄汤加减。拟方如下：

牡丹皮 15g，山药 20g，茯神 20g，生地黄 15g，山萸肉 15g，白芍 15g，知母 15g，郁金 15g，蒲公英 20g，桑寄生 15g，甘草 5g。

二诊（**2019 年 5 月 23 日**）：复查尿常规显示尿蛋白 +，尿潜血阴性。症状方面，患者反复咳嗽、腰背酸痛、心烦等改善，仍有少许干咳，伴见汗多、眠差、口干口苦、手颤、视物模糊，无夜尿，大便调，舌红，苔薄黄，脉沉。2019 年 5 月予泼尼龙下调为 20mg/d，吗替麦考酚酯用量改为 0.5g/ 次，每日 2 次，中药汤剂调整方案如下，余治疗同前。

牡丹皮 15g，山药 20g，茯神 20g，生地黄 15g，山萸肉 15g，白芍 15g，郁金 15g，钩藤 10g，茵陈 15g，甘草 5g，杜仲 15g，女贞子 15g，桔梗 10g，石斛 15g。

三诊（**2019 年 6 月 5 日**）：复查尿常规显示尿蛋白、尿潜血阴性，完善尿蛋白 - 肌酐比值 0.57g/g。患者诉 6 月后定期门诊复诊尿常规显示尿蛋白均为阴性。症状方面，咳嗽、腰背酸胀、纳眠等不适均改善，免疫抑制剂用量也逐渐下调，2019 年 7 月激素下调为 16mg/d，2019 年 8 月激素 12mg/d，吗替麦考酚酯用量改为 0.5g/ 次，每日 1 次。此后守上方调理，继续予以激素规律减量，随访至 2020 年 5 月未见复发。

案 2　梁某，女，33 岁，2020 年 5 月 10 日因“脱发 1 年余”于门诊就诊。既往于外院发现颜面红斑、蛋白尿等诊断为系统性红斑狼疮、狼疮性肾炎，平素维持来氟米特 20mg/d，泼尼松龙 15mg/d 免疫抑制治疗，经治疗后尿蛋白可转阴性、颜面红斑等症状改善，2020 年 3 月复查自身免疫抗体谱检查未见明显异常，尿常规显示尿蛋白阴性，24h 尿蛋白定量为 1.13g。

初诊症见：脱发明显，双下肢轻度浮肿，晨起口干口苦，心烦易怒，双上肢散在皮肤瘀斑，纳可眠差，大便每日 1～2 行，夜尿 1 次，月经先期，14 日一潮，量少，色暗红，月经期约 7 日，舌淡暗，有齿印，苔黄腻，脉细。

接诊后，根据既往检验检查结果，西医诊断为系统性红斑狼疮、狼疮性肾炎。中医诊断为阴阳毒，辨证为肝肾阴虚，瘀热互结，治以健脾补肾，滋阴清热，活血化瘀。拟方如下：

杜仲 15g，丹参 20g，枸杞子 15g，益智仁 10g，首乌藤 15g，桃仁 15g，菟丝子 15g，茯神 10g，熟地黄 20g，女贞子 15g，大黄 5g，山萸肉 10g，益母草 15g，山药 20g。

二诊（**2020 年 5 月 17 日**）：患者精神良好，诉脱发较前好转，皮下瘀斑明显减少，仍有晨起口干口苦，纳可，眠一般，心烦多梦，大便每日 1 行，成形，夜尿 1 次，舌淡暗，有齿印，苔薄白，脉弦细。月经方面，患者诉月经仍有先期，目前月经周期约为 20 日一潮，月经量较前增多，色偏暗，少许血块。辅助检查：复查尿常规显示尿蛋白 +。刘旭生教授考虑，患者目前仍维持狼疮免疫抑制药物治疗，脱发、月经紊乱等与免疫抑制剂及激素应用相关。辨证方面，患者诉脱发、皮下瘀斑等较前改善，考虑血虚、血瘀等兼证改善，月经方面，月经量较前增多，周期较前增长，汤药方面需要进一步加强健脾补肾、滋阴清热、活血化瘀，在原方基础上合以二至丸加强滋阴补肾，佐以赤芍、郁金健脾疏肝、凉血化瘀之药。拟方如下：

杜仲 15g，丹参 20g，枸杞子 15g，赤芍 15g，首乌藤 15g，桃仁 15g，菟丝子 15g，茯神 10g，熟地黄 20g，女贞子 15g，大黄 5g，山萸肉 10g，益母草 15g，墨旱莲 15g，山药 20g。

三诊（**2020 年 6 月 2 日**）：患者双下肢无明显浮肿，颜面无红斑，肢体无明显瘀斑瘀点，脱发较前明显改善，少许口干口苦，月经 27 日一潮，量可，色红，无明显血块，纳眠可，二便调，余无不适，舌淡，苔薄白，齿印较前减少，脉弦。复查尿常规显示尿蛋白未见异常。守方续服，后定期门诊就诊，维持激素及来氟米特免疫抑制，结合中药汤剂治疗，尿蛋白维持在 −～± 之间，月经周期回归正常。

第七节

过敏性紫癜性肾炎

一、疾病概述

过敏性紫癜（Henoch-Schönlein purpura，HSP）是一种主要以坏死性小血管炎为病理改变的免疫性疾病，HSP 的病因可能与感染、免疫、遗传等因素有关，发病机制以 IgA 介导的体液免疫异常为主，含有 IgA 的免疫复合物沉积于皮肤、消化道、关节腔、肾脏等部位的小血管处，进而引起血管炎症反应。而过敏性紫癜性肾炎（HSPN）是指 HSP 中 IgA 或 IgG 免疫复合物沉积在肾脏组织而导致的肾脏损害。国内报道 HSPN 在 HSP 中发生率为 30%～50%，国外报道为 40%～50%，占儿童泌尿系统疾病的 8%，仅次于急性肾炎。HSPN 在儿童中多见，年发病率为（3.5±1.2）/10 万，在成年人中亦可发病。HSPN 临床表现多样，主要以皮肤紫癜、血尿、蛋白尿为主，极少部分出现血尿，但不明显。HSPN 的诊断依靠临床症状与病理改变。治疗以免疫抑制剂、血管紧张素转换酶抑制剂、血管紧张素受体拮抗剂、激素等药物综合治疗为主。

中医古籍中并无 HSPN 病名的明确记载，但依据本病临床表现，可归属于中医学“尿血”“斑疹”“肌衄”等的范畴。中医学认为本病或由于六淫之邪外侵；或服食异物，禀体不受；或药物过敏，致使热毒乘虚而入，血络被扰，血不循经，溢渗脉外，外溢肌肤则为紫癜，内侵肾脏，损伤肾络，迫血妄行则尿血。若邪热滞留，病情持续发展则气血亏耗，瘀浊内停，后期可成肾衰竭。但本病发病与否取决于正气之盛衰，若先天禀赋不足，脏腑亏虚，血热内蕴，加之外感天时不正之气，极易导致本病发生。

二、现代医学诊断要点和治疗

（一）诊断要点

过敏性紫癜肾炎的诊断必须符合下述三个条件。

（1）有过敏性紫癜的皮肤紫癜等肾外表现。

（2）有肾损害的临床表现，如血尿、蛋白尿、高血压、肾功能不全等。

（3）肾活检表现为系膜增殖、IgA 在系膜区沉积。

（二）现代医学治疗

1. 消除致病因素防治感染，清除局部病灶（如扁桃体炎等），驱除肠道寄生虫，避免可能致敏的食物及药物等。

2. 一般治疗

（1）抗组胺药盐酸异丙嗪、氯苯那敏（扑尔敏）、氯雷他定（息斯敏）、西咪替丁及静脉注射钙剂等。

（2）改善血管通透性药物，如维生素 C、曲克芦丁等。

3. 免疫抑制治疗

（1）糖皮质激素　适用于关节肿痛、腹痛及胃肠道症状明显，以及临床表现为肾炎综合征、肾病综合征、伴或不伴肾功能损害，病理上呈弥漫增生性改变者。

（2）免疫抑制剂　对于明显新月体形成、单用激素效果不佳的患者，可联合使用其他免疫抑制剂，如环磷酰胺（CTX）、吗替麦考酚酯（MMF）、环孢素 A、来氟米特、雷公藤多苷等。

（3）血浆置换　由于本病属免疫复合物性疾病，所以血浆置换可能会有一定疗效，但尚不确定。

4. 对症治疗

（1）降压治疗 可采用血管紧张素转换酶抑制剂（ACEI）或血管紧张素Ⅱ受体拮抗剂（ARB），如贝那普利或氯沙坦等。这两类药物除降压作用外，还具有减少蛋白尿、减轻肾脏炎症和纤维化的作用。用药期间注意防止出现低血压、咳嗽、高血钾等副作用。

（2）抗凝治疗 有新月体形成、明显纤维蛋白沉积或肾病综合征患者，可给予肝素、双嘧达莫、硫酸氯吡格雷等抗凝、抗血小板治疗。

（3）防治感染等。

（4）腹痛较重者可予阿托品或山莨菪碱（654-2）口服或皮下注射；关节痛可酌情用止痛药；呕吐严重者可用止吐药；伴发呕血、血便者，可用奥美拉唑等治疗。

（5）透析及肾移植 有透析指征者，应予透析，在病变静止 1 年后再做肾移植。

三、中医治疗

本病往往先出现皮肤紫癜，急性期可按血证辨治，急性期过后紫癜消退，肾脏损害症状突出，可按尿血或水肿进行辨证论治。过敏性紫癜性肾炎在病程早期多见风热证、血热证，治疗以疏风清热、凉血止血为主；紫癜反复不退，或尿血持续迁延，多见于血瘀证，常用活血化瘀法治疗；本病日久多属本虚标实，脾肾两虚多见，或部分患者素有体虚，卫外不固，易感外邪，而感外邪后，更易戕伤元气，治宜扶正与祛邪兼顾。过敏性紫癜性肾炎的辨证要点为风、热、毒、瘀、虚 5 个方面。

（一）辨证论治

1. 风毒外袭

【证候特点】发病较急，皮肤紫癜，可伴有瘙痒，兼有发热咽痛，或关节痛，腹痛，尿血，舌红，苔薄黄，脉浮数。

【治法】祛风散邪，凉血解毒。

【代表方剂】消风散加减。

【基本处方】水牛角10g，荆芥10g，防风10g，生地黄15g，黄芩10g，苍术10g，僵蚕10g，赤芍10g，牡丹皮10g，甘草4g。

2. 毒热亢盛

【证候特点】皮肤紫癜色鲜红，分布密集，此起彼伏，尿色赤黄，色略深或暗红，舌红苔黄，脉洪数，甚则见烦躁高热、头痛、抽搐、谵语等重症。

【治法】清热解毒，凉血止血。

【代表方剂】犀角地黄汤加减。

【基本方剂】水牛角片15g，紫草10g，牡丹皮10g，生地黄10g，小蓟15g，槐花10g，茯苓15g，白茅根20g。

3. 肾虚血热

【证候特点】血尿、蛋白尿久治不愈，皮肤紫癜已消，伴腰膝酸软，头晕耳鸣，潮热，舌质红苔薄，脉细数。

【治法】滋阴补肾，凉血清热。

【代表方剂】知柏地黄汤合二至丸加减。

【基本处方】生地黄15g，牡丹皮10g，山萸肉10g，茯苓15g，山药15g，泽泻15g，仙鹤草20g，茜草10g，紫草15g，知母10g，黄柏10g，女贞子10g，墨旱莲15g。

4. 脾肺气虚

【证候特点】紫癜散在，斑色暗淡，身倦乏力，纳呆，尿赤，面色少华，面浮肢肿，舌质淡白胖嫩、边有齿印，苔薄，脉弱。

【治法】健脾补肺。

【代表方剂】四君子汤加味。

【基本处方】党参10g，白术10g，茯苓15g，山药15g，赤小豆10g，冬瓜皮20g，薏苡仁10g，玉米须20g。

5. 气阴两虚

【证候特点】头晕耳鸣，气短乏力，自汗盗汗，手足心热，晨起面肿，口干舌燥，舌红少苔，脉细数。

【治法】益气养阴。

【代表方剂】参芪地黄汤加减。

【基本处方】党参 10g，黄芪 20g，山萸肉 10g，山药 20g，生地黄 10g，益母草 20g，泽泻 15g，车前子 30g（包煎），茯苓 15g。

6. 脾肾阳虚

【证候特点】面色晦滞，精神萎靡，腰膝冷痛，四肢欠温，纳呆便溏，小便清长，全身浮肿，甚至胸、腹水，舌淡胖，苔白滑，脉沉细无力。

【治法】温肾健脾。

【代表方剂】真武汤加减。

【基本处方】附子 10g（先煎），茯苓 15g，白术 10g，白芍 10g，生姜 3 片，泽泻 15g，桂枝 5g。

（二）单方验方

1. 白花蛇舌草 30g，半枝莲 20g，益母草 30g，生地黄 20g，赤芍 15g，金银花 20g，白茅根 30g，紫草 15g。主治过敏性紫癜性肾炎急性发作。

2. **丹参活血汤** 丹参、赤芍、益母草各 15～20g，红花、当归、川芎、茜草各 10～15g。血热加小蓟、白茅根；气虚加茯苓、黄芪；阴虚加女贞子、墨旱莲。

3. **紫癜肾炎汤** 青黛 3g，紫草、牡丹皮、丹参、赤芍、威灵仙、凤尾草各 9g，白茅根、倒扣草各 30g，大蓟、小蓟各 15g，生地黄 12g，生薏苡仁 20g。主治紫癜性肾炎（湿热瘀阻型）。

4. **茜草消风汤** 茜草 30g，紫草、阿胶、侧柏叶、牡丹皮、生地黄、赤芍、防风、地肤子、益母草、苦参各 10g，红枣 12g，蝉蜕、甘草各 3g。适用于急性肾炎综合征患者。

5. **疏风解毒汤** 生地黄、防风各 10g，鹿衔草、大黄、甘草各 12g，紫草 10g，生山楂 30g。主治过敏性紫癜性肾炎及急性肾炎综合征。

6. 消癜解毒汤 紫草 15g，茜草 10g，大黄 5g，干地龙 10g，仙鹤草 25g，生地黄 10g，丹参 15g，蝉蜕 5g。主治急性发作期过敏性紫癜性肾炎。

7. 仙鹤生地汤 仙鹤草、生地黄各 30g，苦参、赤芍、藕节、地肤子、紫草、牡丹皮各 10g，白茅根 15g，牛膝 9g。主治血热妄行型过敏性紫癜。

8. 黄芪党参汤 黄芪、党参各 12g，白术、木香、远志、仙鹤草、紫草、当归、茯苓、龙眼肉各 10g，牛膝 9g。主治脾失统摄型过敏性紫癜。

（三）中成药

1. 三七总苷片 每次 5 片，每日 3 次。可活血化瘀，通脉活络。适用于瘀血阻络型患者。

2. 金莲清热冲剂 每次 1 袋，每日 3 次。可清热解毒，凉血止血。适用于热毒炽盛型紫癜。

3. 雷公藤多苷片 每日 1～1.5mg/kg，分 3 次服用。可祛风解毒，除湿消肿。适用于过敏性紫癜性肾炎蛋白尿、血尿者。

4. 肾康宁片 每次 5 片，每日 3 次。可补益脾肾。适用于过敏性紫癜性肾炎属脾肾阳虚，水湿内停而兼瘀血者。

5. 六味地黄丸 每次 8 粒，每日 3 次。可滋阴补肾。适用于肾阴亏虚者。

6. 新雪丹 每次 1 瓶，成人每日 2 次，小儿酌减。可清热解毒，凉血止血。适用于热毒炽盛型紫癜。

（四）中药外治

灌退斑汤湿敷 板蓝根 30g，紫草、茜草、牡丹皮、桃仁、红花各 10g，鸡血藤、忍冬藤各 30g，丝瓜络、木瓜络各 10g。上药与水同煎，放凉后冷湿敷皮肤，每次 30min，每日 1 次。可消除皮肤的出血性瘀斑。

（五）针灸治疗

【主穴】合谷、三阴交、曲池、血海。

【配穴】血热妄行者加行间、大敦；阴虚火旺者加太溪、复溜；气虚失摄者加足三里、气海；腹痛、呕吐者加内关、中脘、天枢；关节疼痛者取局部阿是穴。

四、经典医案

李某，女，41 岁，2014 年 10 月 14 日因“皮下瘀血 5 年”初诊。2009 年 12 月患者于外院就诊并确诊为过敏性紫癜性肾炎，经治疗后症状好转。2014 年症状再次加重，故前来刘旭生教授门诊就诊。

初诊：精神疲倦，全身散在皮下瘀血，腰酸，左踝内侧疼痛，纳眠可，夜尿 1 次，小便夹泡沫，大便每日 2～3 次，舌淡红，苔薄黄，脉细。辅助检查：2014 年 10 月 14 日查尿常规显示尿蛋白 ++++，尿潜血 +++。

刘旭生教授认为，综合患者四诊资料，明确诊断为过敏性紫癜性肾炎。此病中医诊断为“尿血”，患者目前有全身散在皮下瘀血，腰酸不适，夜尿 1 次，小便夹泡沫，大便每日 2～3 次，舌淡红，苔薄黄，脉细，四诊合参，辨证为脾肾气虚，湿热瘀阻，治以补脾益肾、清热祛湿为法，予以六味地黄汤加减。拟方如下：

山萸肉 15g，熟地黄 15g，山药 15g，茯苓 15g，牡丹皮 10g，知母 10g，黄柏 10g，藿香 15g，薏苡仁 20g，菟丝子 15g，紫苏叶 10g，莲须 15g。

二诊（2014 年 10 月 28 日）：查尿常规显示尿白细胞酯酶 +，尿潜血 +++，尿蛋白 +++。肾功能显示血肌酐 60μmol/L，患者诉精神疲倦改善，腰酸缓解，小便泡沫减少，余症同前，舌淡红，苔黄腻，脉弦细。中药在原方基础上去藿香、莲须，改熟地黄为生地黄，加绵茵陈增强清热祛湿之效，加紫草以清热活血化瘀。拟方如下：

山萸肉 10g，生地黄 15g，山药 15g，茯苓 15g，牡丹皮 10g，知母 15g，黄柏 10g，绵茵陈 15g，薏苡仁 20g，菟丝子 15g，紫苏叶 10g，紫草 15g。

三诊（**2014 年 11 月 11 日**）：患者诸症改善，大便每日 2～3 次，质稍稀。舌淡红，苔黄微腻，脉弦细。在上方基础上去生地黄、紫苏叶，加金樱子、芡实以补肾摄精。拟方如下：

山萸肉 10g，山药 15g，茯苓 15g，牡丹皮 10g，知母 15g，黄柏 10g，绵茵陈 15g，薏苡仁 20g，菟丝子 15g，紫草 15g，金樱子 15g，芡实 15g。

后随访 1 年余，患者病情相对稳定。

五、日常调养

（一）生活习惯

病室要保持空气新鲜，定时通风换气，消除秽气。起居要顺应四时气候的变化，应注意保暖，调节室温，随天气变化增减衣被，防止外邪侵入，加重病情。衣服宜宽松柔软，避免摩擦。避免碰撞，防止外伤，不去公共场所。过敏性紫癜急性期应卧床休息，下肢有肿胀感时应适当抬高双下肢，有肾功能损害者应卧床休息。病情稳定或紫癜消失后应进行适当的运动，为患者安排散步等活动，活动量应逐步增加，以“劳而不倦”为度。

（二）饮食调适

过敏性紫癜是一种以全身性毛细血管炎为主要病变的变态反应性疾病，过敏原复杂，不易确定，且易复发。饮食治疗在本病的康复中起重要作用。

（1）应禁食各种致敏食物。特别是在过敏性紫癜的急性期，紫癜分批出现时，患者应禁食奶类、蛋类、肉类、巧克力、海鱼、虾、蟹、蚕豆、菠萝等容易引起过敏反应的食物。患者一旦发现某种食物有致敏作用，应终身禁用这种食物，同时也不可使用与这种食物接触过的餐具和炊具。

（2）饮食以清淡为原则，禁忌生冷辛辣厚味等刺激性食物及烟酒，如洋葱、韭菜、生葱、生蒜、生姜、胡椒、辣椒、卤肉、熏肉、烤包子、油条等。

（3）在过敏性紫癜性肾炎的恢复期，紫癜逐渐消退，无新鲜紫癜出现，或其他症状均有所改善后，应多吃富含维生素C的食物，如橙子、柑橘、苹果、猕猴桃、草莓、番茄及各种绿叶蔬菜等。维生素C有降低毛细血管通透性和脆性的作用，减少紫癜的再发生，多吃这些食物有助于康复。

（4）过敏性紫癜患者恢复期常因出血过多而贫血，因此要适当多吃富含蛋白质及补血食物，如瘦肉、禽蛋、动物肝肾、菠菜、番茄、海带、紫菜、木耳、大枣和豆类及其制品。值得注意的是，消化道出血时应限制饮食，出血较多时应禁食。肾功能严重受损者还应限制食盐和水分的摄入。

（三）精神心理调适

保持心情舒畅，避免激动，以防病情加重或复发。

第八节 尿酸性肾病

一、疾病概述

尿酸性肾病是指尿酸产生过多或排泄减少形成高尿酸血症，尿酸盐沉积于肾脏（肾髓质、间质或远端集合管）而引起的肾脏病变。高尿酸血症可有两种类型的肾损害：一为形成尿酸结石；二为尿酸引起肾实质损害。两者可同时并存。肾实质损害包括慢性尿酸性肾病（亦称痛风性肾脏病）和急性尿酸性肾病。本病常以四肢关节红肿热痛、腰痛、尿血、淋证为初期表现，随着病情发展，后期可见尿少、呕吐、水肿等特征。本病归属于中医学“痛风”“痹证”“历节病”“血尿”“溺毒”“虚劳”“关格”“淋证”“腰痛”等范畴。古代医家认为，由于体虚卫外不固，复感于邪，内外相合，风寒湿热内犯经络关节，日久邪气缠绵不去，经络脉道不利，血滞成瘀，深入骨骼而现痹证。若痹证进一步发展，病邪由浅入深，由经络入脏腑。邪伤肾阴，阴虚内热灼伤津液，尿中杂质结为砂石，则为石淋；湿热阻滞气机，不通则痛而为腰痛；热伤肾络，血溢络外则为血尿。病变初期在关节经络，后期则伤及肾脏，既可表现为肾虚内热，砂石阻滞，又可表现为肾气亏损，封藏失职，甚至脾肾两亏，水湿内停，见水肿；湿浊留滞中下焦而见呕吐、少尿，而呈“关格”之危证。

二、现代医学诊断要点和治疗

（一）诊断要点

（1）中年以上男性患者，常有痛风性关节炎或痛风结节、尿酸性尿路结石。

（2）尿和肾功能检查呈慢性间质性肾炎表现。

（3）血尿酸＞420μmol/L（男）或＞360μmol/L（女），尿尿酸＞1.0g/d。

（4）急性尿酸性肾病见于恶性肿瘤化疗中，常表现为急性肾衰。

（二）现代医学治疗

（1）急性高尿酸血症性肾病以预防为主，肿瘤放、化疗之前3～5天即可应用别嘌醇。发生高尿酸血症时，仍可使用别嘌醇或尿酸氧化酶以降低血尿酸，严重者可采用血液透析以尽快清除尿酸。此外，可通过水化和适时碱化尿液（尿液pH 7.0）减少尿酸沉积。

（2）慢性高尿酸血症性肾病患者如同时发生痛风，则参照痛风的治疗原则；无症状高尿酸血症，是否需要降尿酸治疗目前仍有争议。综合治疗包括：① 控制饮食中嘌呤摄入；② 抑制尿酸生成的药物主要是黄嘌呤氧化酶抑制剂，包括别嘌醇和非布索坦。别嘌醇主要由肾脏排出体外，常用剂量 300mg/d，肾功能下降时参照 GFR 减量，重症药疹是别嘌醇的严重不良反应，*HLA-B*5801* 为其高风险基因，而非布索坦通过肝、肾双通道代谢，常用剂量为 40～80mg/d；③ 促尿酸排泄药物可选用苯溴马隆，应注意该药主要用于尿酸排泄分数明显下降者；④ 促进尿酸分解的药物，如尿酸氧化酶。

（3）尿酸肾结石的治疗目的是减小已形成结石的体积，防止新结石形成。因此治疗的方向是降低血尿酸水平和提高尿酸在尿中的溶解度。

三、中医治疗

治疗根据实则泻之、虚则补之的原则。初期以邪实为主，治以清利湿热、理气活血、通经活络为主；中期以痰瘀互结为主，治以活血化瘀、化痰通络为法；后期以脾肾衰败、气阴两虚为主，治以健脾化湿、壮腰补肾、益气养阴为要。

（一）辨证论治

1. 瘀热痹阻关节

【证候特点】关节疼痛，局部有灼热红肿，痛有定处，困倦乏力，间有蛋白尿、血尿、轻度浮肿，舌质淡红或暗红有瘀点，脉弦数。多见于痛风性关节炎发作期伴轻度肾损害者。

【治法】活血祛瘀，通络止痛。

【代表方剂】桃红四物汤合三妙丸加减。

【基本处方】当归 12g，生地黄 12g，白芍 12g，川芎 12g，桃仁 10g，红花 10g，苍术 10g，黄柏 12g，川牛膝 12g，威灵仙 15g。

2. 湿热损伤肾络

【证候特点】下肢关节疼痛，腰酸疼痛，小便灼热淋沥不尽，尿中有时夹有砂石，甚则肉眼血尿，可伴恶寒发热，口苦咽干，舌质红，苔黄腻，脉滑数。

【治法】清热利湿，通淋排石。

【代表方剂】八正散合石韦散加减。

【基本处方】石韦10g，生大黄10g，山栀子10g，车前子30g（包煎），金钱草30g，萹蓄15g，瞿麦10g，海金沙15g，甘草6g，黄柏10g，川牛膝10g，苍术10g。

3. 痰瘀流注关节

【证候特点】面色发黑，腰痛，周身关节肿痛，困倦乏力，或伴肢体浮肿，舌质暗红有瘀斑，苔白，脉细弦紧。

【治法】活血化瘀，通络止痛。

【代表方剂】身痛逐瘀汤加减。

【基本处方】桃仁10g，红花10g，当归10g，五灵脂5g，炙香附10g，怀牛膝15g，地龙10g，秦艽15g，羌活10g，乳香10g，炙甘草5g。

4. 脾肾亏虚，水湿不化

【证候特点】关节疼痛不显，腰膝酸软，夜尿清长，颜面或下肢浮肿，面色萎黄，神疲乏力，舌质淡胖，苔白腻或白滑，脉沉缓。常见于慢性尿酸性肾病有轻度肾功能损害者。

【治法】温补脾肾，化气行水。

【代表方剂】济生肾气丸合参苓白术散加减。

【基本处方】熟附子6g（先煎），桂枝6g，川牛膝12g，车前子15g（包煎），桔梗6g，砂仁6g，薏苡仁20g，甘草6g，党参12g，白术12g，山药12g，山萸肉12g，茯苓12g，熟地黄12g。

5. 脾肾虚衰，湿浊留滞

【证候特点】神情淡漠或烦躁不安，口中尿臭，胸闷腹胀，大便溏薄或秘结，心悸气喘，面浮尿少，畏寒肢冷，恶心呕吐，得食更甚，舌淡胖，苔白腻，脉沉弦。常见于尿酸性肾病出现肾功能衰竭者。

【治法】温阳泄浊，补益脾肾。

【代表方剂】温脾汤合真武汤加减。

【基本处方】熟附子10g（先煎），生大黄10g（后下），姜半夏12g，厚朴10g，白芍12g，紫苏叶10g，党参15g，白术12g，茯苓10g，陈皮10g。

6. 气阴两虚

【证候特点】神疲乏力，腰膝酸软，夜尿频多，手足心热，大便干结，口干，面色无华，或伴关节肿痛，脉弦细或细弱，舌质红或舌体淡胖，苔白。

【治法】益气养阴。

【代表方剂】大补元煎加减。

【基本处方】熟地黄15g，山萸肉20g，山药15g，枸杞子15g，杜仲10g，党参15g，黄芪20g，当归5g，炙甘草5g。

（二）单方验方

1. 车前草40g，水煎服，每次服200mL，每日2次。具有利水、增加尿素和尿酸排泄的功效。适用于痛风红肿明显者。

2. 芡实30g、金樱子30g，同煎，去渣后加白糖1匙，内服，每日1次。本方可使尿酸性肾病的尿蛋白减少。

3. 降尿酸方　王不留行10g，白芥子10g，车前子15g（包），生山楂10g，威灵仙15g，制大黄10g（便秘者改用生大黄5g，后下）。治疗1个月为1个疗程，可连续服用3个月。应用于尿酸性肾病血尿酸升高者。

4. 抗痛灵　黄柏25g，苍术20g，薏苡仁20g，牛膝15g，丹参15g，秦艽20g，防己25g。每日1剂，水煎分3次服，每次100mL，15天为1个疗程。应用于尿酸性肾病关节炎急性发作者。

5. 痛风灵露 蜂房、重楼、秦皮、秦艽、络石藤各15g，薏苡仁、生石膏、玄参、金银花、土茯苓、车前子（另包）各30g，苍术、黄柏各20g。水煎服，每日1剂，7天为1个疗程。应用于痛风急性发作期或缓解期。

（三）中成药

1. 新癀片 每次4～6片，每日3次。可清热解毒。用于尿酸性肾病痛风急性发作期。

2. 六味地黄丸 每次8粒，每日3次。可滋阴补肾。用于尿酸性肾病缓解期。

3. 痛风宁颗粒 每次1袋，每日3次。可祛湿化浊，活血通络，消炎止痛。主要用于治疗痛风引起的腰痛、关节痹痛、红肿热痛等症。

4. 雷公藤多苷片 每次10mg，每日3次。可祛风解毒，除湿消肿。用于痛风性关节炎急性发作。

5. 护肾痛风泰颗粒 每次1袋，每日3次。可祛风通络，清热利湿。用于尿酸性肾病关节肿痛者。

6. 益肾宝 每次5粒，每日3次。可滋阴补肾，祛风散寒，除湿通络。用于肾阴亏损者。

7. 肾复康冲剂 每次1包，每日3次。可益气补肾，活血通络。用于肾阴亏虚者。

（四）中药外治

1. 敷贴疗法 用于尿酸性肾病痛风急性发作。

（1）麝香舒贴灵 调糊，外敷患处，每日1次。

（2）芙黄膏 芙蓉叶、生大黄、赤小豆各等份，共研极细末，按4∶6比例加入凡士林调和为膏，外敷患处，每日1次。

（3）四黄散 黄芩、黄柏、山栀子、生大黄各等份，研末，野菊花露调和均匀，加入适量蜂蜜，外用纱布敷贴患处。

（4）金黄散 金黄散加甘油调成糊状，外敷关节红肿处，每日更换

1次。

（5）三黄膏 大黄、黄连、黄柏、冰片、薄荷各适量研末，凡士林调为糊状，外敷局部，每日换药1次。具有清热解毒、消肿止痛之功。适用于风热湿郁型。

（6）痛风消炎膏 生大黄3份，虎杖3份，紫草2份，乳香2份，没药2份，雪上一枝蒿2份，冰片1份。上7味药共研为细末，用适量蜂蜜调拌为软膏，根据患部大小，用绷带做适当大小的敷料，将药膏敷布于敷料上，厚2～3mm，包敷于患部，每日更换1次。

2. 熏洗疗法 生半夏20g，王不留行40g，红花15g，艾叶20g，大黄30g，海桐皮30g，葱须3根。煎汤熏洗患处，每日1剂，每日2次。适用于痛风性关节炎急性发作期。

3. 灌肠疗法 生大黄30g，六月雪60g，熟附片15g，蒲公英30g，生牡蛎30g。浓煎200mL，保留灌肠，每日1次，10天为1个疗程。适用于尿酸性肾病肾功能不全者。

4. 电离子导入疗法 陈醋500mL，威灵仙30g，细辛20g，桂枝30g。浸2周后过滤，做直流电导入。具有祛风通络止痛之功。适用于各型痹证，尤其是急性期。

（五）推拿治疗

1. 放松背部两三遍。

2. 点按腧穴 如夹脊、心俞、肺俞、三焦俞、肾俞、气海、大肠俞、命门、腰眼、腰阳关、环跳等。

3. 重点按摩腰部 用滚法、揉法、拨法、推法按摩20～25min，使腰部有热渗透感。

4. 推背 用掌根或鱼际进行推背。

（六）针灸治疗

1. 对于尿酸性肾病关节炎急性发作者 主穴：曲池、血海、三阴交、太溪。配穴随症加减：肩痛加肩髃、肩井；肘痛加阳池、外关；膝痛加膝眼、阳陵泉；踝痛加丘墟、悬钟；口趾痛加大都、太冲。针法用平补平泻，得气后留针30min，每日1次，10次为1个疗程。

2. 一般风寒湿阻、痰瘀痹阻者宜针灸并施 风湿热者宜针不宜灸；正虚病久者以灸为主。局部取穴：足踝痛取中封、昆仑、解溪、太溪；膝痛取膝眼、阳陵泉、鹤顶、足三里；腕痛取阳池、阳谷、外关、合谷；肘痛取手三里、曲池、合谷；肩痛取肩髃、肩贞、肩井、阿是穴等。每日1次或隔日1次，留针30min，急性期10日为1个疗程，慢性期30日为1个疗程。

四、经典医案

陈某，男，58岁，2014年3月19日因“发现肌酐升高4年，疲乏伴双下肢水肿1周”初诊。患者2009年因发热、头痛，在当地医院住院治疗，查血肌酐262.2μmol/L，尿酸760μmol/L，泌尿系统B超显示① 左侧肾窦上极无回声暗区，性质待查：局限性积水？肾囊肿？② 双肾显示回声稍增多。考虑“慢性肾衰竭，氮质血症期”“左肾囊肿（后天性）”，给予降压、降尿酸等治疗，症状缓解后出院。出院后门诊随诊，血清肌酐波动于200～484.6μmol/L。后患者至广东省中医院肾内科住院，查血清肌酐为412μmol/L，尿酸为585μmol/L。诊断为慢性肾衰竭，氮质血症期；痛风性肾病，痛风性关节炎；慢性胃吻合口炎；残胃炎。给予降压护肾、降尿酸、纠正贫血、护胃等治疗后病情稳定出院。1周前患者无明显诱因出现疲倦、乏力。

初诊：精神疲劳，乏力，面色萎黄，形体偏瘦，口干，关节变形、疼痛，局部肤温升高，全身发热（体温37.8℃），双下肢轻度水肿，小便少许泡沫，大便调，舌暗红，苔黄腻，脉弦细。刘旭生教授接诊后，考虑西医诊断为痛风性肾病，中医诊断为痹证，辨证属脾肾气虚，湿热瘀阻，治以健脾补肾，清热祛湿化瘀，予以外敷四黄水蜜清热活血止痛，口服中药汤剂以补脾益肾。拟方如下：

党参 15g，茯苓 30g，白术 20g，炙甘草 10g，茯苓皮 20g，黄芪 30g，菟丝子 15g，杜仲 15g，丹参 15g，络石藤 15g，牛膝 10g，百合 20g，苍术 15g，黄柏 15g，土茯苓 20g。

二诊（2014 年 4 月 13 日）：患者发热已退，精神好转，双下肢关节疼痛减轻，双下肢水肿较前减轻，大便软，每日 2 次，舌暗红，苔薄黄，脉弦，查血肌酐为 409μmol/L，尿酸为 455μmol/L。药在前方基础上加减。拟方如下：

党参 15g，茯苓 30g，白术 20g，炙甘草 10g，茯苓皮 20g，黄芪 30g，菟丝子 15g，杜仲 15g，丹参 15g，络石藤 15g，牛膝 10g，赤芍 15g，苍术 15g，黄柏 5g，土茯苓 15g。

三诊（2015 年 5 月 7 日）：患者疲倦乏力明显改善，精神好转，水肿症状基本消失，双下肢关节疼痛减轻，治疗效果可，中药守前方。之后患者维持中药口服治疗，随访至 2015 年年底无不适。

五、日常调养

（一）生活习惯

生活上避免受凉受潮、过度疲劳，防止关节损伤。对于急性痛风性关节炎患者，宜卧床休息，抬高患肢，避免受累关节负重，持续至关节疼痛缓解后 72h 左右方可逐渐恢复活动。但在间歇期应多活动，多锻炼，可减轻体重，改善机体功能，减少发作频率，运动量以中等量为宜。剧烈运动可使组织耗氧量增加，乳酸产生增加，从而抑制尿酸的排泄，诱发痛风急性发作。保持病室环境、光线、温度适宜，使患者感到清静、整洁、心情舒畅，得以安心养病。

（二）饮食调适

高嘌呤饮食摄入的增加是尿酸性肾病发病率逐年上升的主要原因，故饮食控制是预防本病发生的重要环节。尿酸性肾病患者的饮食应该是限制嘌呤、限制能量、适量蛋白质和脂肪、低盐、富含维生素的。此外，应多饮水、戒酒。

1. 限制含嘌呤的食物 嘌呤摄入每日不应超过150mg，急性期控制在100mg以下。可食的食物：粮食以精白米、面为好，以及牛奶、鸡蛋、水果、蔬菜、植物油等。少食的食物：虾、猪肉、鸡肉、羊肉、牛肉、鱼肉、菠菜、干豆类、芦笋、花生等，如食用最好水煮后去汤烹调。禁食的食物：动物的心、肝、肾、脑等内脏，以及骨髓、蟹、海鱼、鱼卵、鹅、各种肉禽制作的浓汤或精汤、菌藻类及酒类。多食碱性食物：如冬瓜、南瓜、番茄、茄子、西瓜、苹果、葡萄、鸭梨等可促进组织内尿酸的排泄。

2. 适量蛋白质与脂肪 由于蛋白质摄入能加速痛风患者的尿酸形成，脂肪可减少尿酸的正常排泄，所以蛋白质和脂肪应适量供给，蛋白质可控制在急性期每日0.8g/kg，缓解期每日1.0g/kg，以植物蛋白为主，动物蛋白可选择牛奶、鸡蛋等。

3. 低盐饮食 食盐中的钠盐有促使尿酸沉积的作用，加之痛风患者多伴有高血压病、冠心病及肾脏病变等。所以痛风患者应限制每日钠盐的摄入量，病情严重者每日不能超过5g。

4. 多吃新鲜蔬菜和水果 维生素供应要充足，特别是维生素B和维生素C，它们能促使组织内淤积的尿酸盐溶解。尿酸在碱性环境中容易溶解，蔬菜和水果既是碱性食物又能供应丰富的维生素，提倡食用。

5. 多饮水 饮水可以稀释尿液，防止尿路结石的形成。每日饮水应在2000mL以上，最好能达到3000mL，以保证尿量，促进尿酸的排泄。

6. 严格戒酒 酗酒对痛风的影响可能比膳食更重要，乙醇代谢产物使血乳酸浓度增高，乳酸可抑制肾脏对尿酸的排泄。

第九节

糖尿病肾病

一、疾病概述

糖尿病肾病又名糖尿病性肾小球硬化症，是糖尿病最主要的微血管并发症之一，也是导致终末期肾脏病的主要原因之一。

随着疾病的进展，临床上可表现为大量白蛋白尿、持续性尿蛋白升高和高血压，最终进展至终末期肾脏病（end stage renal disease，ESRD）。目前，糖尿病肾病已成为欧美国家导致 ESRD 的主要原因。据估计，至 2040 年全球糖尿病患者约达 6.4 亿，近 40% 的患者可发展为慢性肾脏病，而其中又有相当大数量的患者可发展至终末期肾脏病。在我国，糖尿病及糖尿病肾病发病率极高，2010 年我国中华医学会糖尿病学分会流行病学调查显示，我国糖尿病患者数已达 9240 万，而糖尿病伴有慢性肾脏病变的不同人群患病率为 25%～60%。若如此庞大的人群进展至终末期肾脏病，将给社会和家庭带来沉重负担。

在当前的治疗中，西医在治疗糖尿病肾病主要以控制血糖、控制血压、减少蛋白尿为主，还包括生活方式的指导、脂质代谢紊乱的纠正等方面，而当 GFR 低于 15mL/min 时，则考虑进行血液透析、腹膜透析、肾移植等肾脏替代治疗。然而，由于糖尿病肾病本身的发病机制尚未完全明确，加之随着糖尿病肾病的逐步进展，西医药物的不良反应和局限性开始逐步显现，目前糖尿病肾病的治疗仍为临床难点之一，其病程迁延，预后不良。

传统中医学无“糖尿病肾病”一说，结合其临床症状表现，该病当属于古代“消瘅”一病的范畴。结合古籍挖掘相关研究，初步与古代“消肾”“肾消”“内消”“肾渴”“下消”相对应。其病机复杂，总体为正气虚损、邪气壅结，两者往往并见，相互影响。正虚以气阴阳亏虚、脾虚、肾虚为主，邪实则以血瘀、水湿、浊毒为主，2007年中华中医药学会肾病分会提出糖尿病肾病本证分为阴虚燥热型、气阴两虚型、脾肾气虚（阳）型、阴阳两虚型；标证分为湿证、瘀证、痰瘀证。临床可表现为“水肿”“胀满”“尿浊”“关格”“肾劳”等症。治疗上以标本兼顾为原则，以补脾益肾为本，结合四诊辨证论治，因地因人因时制宜。

二、现代医学诊断要点和治疗

（一）诊断要点

目前我国尚无统一的糖尿病肾病诊断标准，结合2007年美国NFKK/DOQI指南标准、2010年英国NHS标准和2012年KDIGO指南标准，我国专家共识建议在糖尿病患者当中，出现以下一种或几种情况时考虑诊断为糖尿病肾病。

（1）大量白蛋白尿（UAE＞200μg/min或＞300mg/24h；ACR＞300mg/g）。

（2）糖尿病视网膜病变伴任何一期慢性肾脏病。

（3）在10年以上糖尿病病程的1型糖尿病中出现微量白蛋白尿（UAE20～200μg/min或30～300mg/24h；ACR30～300mg/g）。

（二）现代医学治疗

包括早期干预各种危险因素和终末期肾脏病的肾脏替代治疗。

1.饮食治疗 早期应限制蛋白质摄入量。对于肾功能正常的患者，给予蛋白质0.8g/(kg·d)。对已有肾功能不全的患者给予蛋白质0.6g/(kg·d)，以优质蛋白为主。透析患者、儿童及孕妇不宜过度限制蛋白质摄入。为防止营养不良的发生，应保证给予足够的热量。

2. 控制血糖 糖尿病肾病患者糖化血红蛋白应控制在7%左右。临床常用的口服降糖药物包括六大类：① 磺酰脲类；② 双胍类；③ 噻唑烷二酮类；④ α-葡萄糖苷酶抑制剂；⑤ 格列奈类；⑥ 二肽基肽酶-4抑制剂。对于肾功能正常的患者，降糖药的使用主要根据患者胰岛的功能、血糖增高的特点以及是否存在肥胖来选择。肾功能异常时，谨慎乃至避免使用磺酰脲类和双胍类药物，应选用较少经肾排泄的药物，如阿卡波糖、吡格列酮等，但磺酰脲类中的格列喹酮仍可使用。中晚期患者建议停用所有口服降糖药，使用胰岛素。

3. 控制血压 应将血压控制在≤130/80mmHg。以血管紧张素转换酶抑制剂（ACEI）/血管紧张素Ⅱ受体阻滞剂（ARB）作为首选药物。血压控制不佳的患者，可加用钙通道阻滞剂、利尿剂、β受体阻滞剂等。应用ACEI/ARB要观察患者肾功能，血清钾及血容量的变化，伴肾动脉狭窄者慎用。

4. 调脂治疗 目标为：总胆固醇＜4.5mmol/L，LDL＜2.5mmol/L，TG＜1.5mmol/L，高密度脂蛋白胆固醇＞1.1mmol/L。

血清总胆固醇增高为主者，首选他汀类降脂药物。甘油三酯增高为主者选用贝特类药物治疗。同时配合饮食治疗，少食动物脂肪，多食富含多不饱和脂肪酸的食物。

5. 并发症治疗 对并发高血压、动脉粥样硬化、心脑血管病、其他微血管病等的患者应给予相应处理，保护肾功能。尽量避免使用肾毒性药物。

6. 透析和移植 当GFR＜15mL/min，或伴有不易控制的心力衰竭、严重胃肠道症状、高血压等，应根据条件选用透析、肾移植或胰肾联合移植。

三、中医治疗

肾小球滤过率增高期及正常白蛋白尿肾脏病变期可按中医燥热阴虚型辨证；早期糖尿病肾病中医辨证为气阴两虚为主；而临床期则以阴阳两虚

（脾肾两虚）为多；终末期糖尿病肾病则以阳衰湿浊瘀阻为主要表现。中医辨证治疗以气阴两虚为优，而阴阳两虚证则疗效次之；至于阳虚浊毒瘀阻型，单靠中药常难奏效，往往须中西医结合抢救。所以，中医治疗的立足点应放在早期糖尿病肾病，才能防生变证，取得较佳的疗效。一旦病情发展，气阴两虚向阴阳两虚演变，须辨证与辨病结合，才能提高疗效。

（一）辨证论治

1. 燥热阴虚

【证候特点】烦渴多饮，多食善饥，形体消瘦，舌尖边红，少苔，脉细数。

【治法】养阴清热。

【代表方剂】白虎人参汤加味。

【基本处方】石膏15g，知母15g，太子参15g，沙参15g，麦冬12g，生地黄12g，玄参15g，玉竹12g，天花粉15g，桃仁10g，毛冬青15g，大黄6g。

【临证加减】口苦、大便干结者，大黄用量加至10g，再加黄芩15g、厚朴12g，以增强清热解毒之力；胃纳差，舌苔厚腻者，加苍术12g、藿香12g、薏苡仁18g，以健脾除湿，芳香化浊。

2. 气阴亏虚

【证候特点】口干舌燥，烦渴多饮，消瘦乏力，尿频清长，尿浊且甜，腰膝酸软。舌瘦暗红，少苔，脉细数。

【治法】益气养阴。

【代表方剂】生脉散合六味地黄汤加减。

【基本处方】太子参18g，生地黄15g，山茱萸12g，山药15g，丹参15g，桃仁10g，黄精15g，金樱子15g，玄参15g，覆盆子15g。

【临证加减】乏力明显者，加黄芪15g以加强益气之力；腰膝酸痛者可加杜仲15g、桑寄生15g以补肾壮腰；夜尿频多表现突出者，可加益智仁 15g、乌药 12g 以暖肾固精缩尿。口干甚者可加天花粉 15g、葛根 15g 以清热生津止渴。

3. 脾肾气（阳）虚

【证候特点】小便频数或清长，浑浊如脂膏，面色㿠白，腰膝酸软，或少尿，肢体浮肿。舌淡胖，苔白黄相间，脉细带滑。

【治法】健脾温肾渗湿。

【代表方剂】《金匮》肾气丸加减。

【基本处方】熟附子 12g，肉桂 2g，山茱萸 12g，山药 15g，黄芪 15g，白术 15g，泽泻 15g，茯苓 15g，石韦 15g，桃仁 10g，益母草 15g。

【临证加减】大便溏泄者，加炒扁豆 15g、炒薏苡仁 15g 以益气健脾止泻；失眠者，加柏子仁 12g、炒枣仁 15g 以养心安神；全身窜痛者，加鸡血藤 30g、蜈蚣 2 条以通络活血；胸痹者，加丹参 18g、降香 12g 以理气活血，通络止痛。

4. 阳衰湿浊瘀阻

【证候特点】神疲乏力，胸闷憋气，纳呆呕吐，头晕目眩，面色黧黑或白，小便少，浑浊如脂膏，甚至尿闭，腰膝酸软，浮肿，阳痿。舌质淡胖，苔黄腻，脉滑数。

【治法】滋肾助阳，降浊化瘀。

【代表方剂】真武汤合二陈汤加减。

【基本处方】熟附子 12g，白术 12g，茯苓 20g，淫羊藿 15g，陈皮 6g，法半夏 12g，大黄 6g，桃仁 10g，泽泻 15g，何首乌 15g，益母草 15g，肉桂 2g。

【临证加减】若肾气虚衰，阳不化气，水湿停聚，四肢肿甚，按之凹陷不起，心悸，头晕者，加白术 15g、生姜 15g 以化气利水。若浊阴不降而见神倦神昏，思睡，恶心，甚至口中有尿味者，加枳实 12g、石菖蒲 10g 以理气止呕。若瘀象较甚，肌肤甲错，面色黧黑者，加大黄 6g、红花 6g、地龙 12g、丹参 15g 以活血化瘀。若见喘促，汗出，脉虚浮而散，上盛下虚，水邪射肺之证者，加人参 10g（另煎兑入）、蛤蚧 1 对、五味子 15g 以补肾纳气。若少尿，加车前子 15g、茯苓 15g、益母草 15g、大腹皮 12g 以利尿。若呕恶不能食者，加鲜生姜汁 15g、鸡内金 15g、砂仁 6g、法半夏 10g 以开胃止呕。若皮肤瘙痒，加地肤子 12g、蝉蜕 6g 以祛风止痒。

（二）中成药

1. 六味地黄丸 每次服 6g，每天 2～3 次。本方滋阴补肾，用于肝肾阴亏者。

2. 麦味地黄丸 每次服 6g，每天 2～3 次。本方滋阴补肾，养肺生津，用于肺肾阴虚者。

3. 金匮肾气丸 每次服 6g，每天 2～3 次。本方温补肾阳，用于肾阳不足，命门火衰者。

4. 济生肾气丸 每次服 6g，每天 2～3 次。本方温补肾阳，化气行水，用于肾阳不足，水肿尿少者。

5. 消渴丸 成人每次口服剂量根据血糖值而定。一般每次 5～10 粒，每天 3 次。用于阴虚燥热者。

6. 黄连素片 成人每次口服 1～2 片，每天 3 次。本方清热泻火，用于兼有燥热者。

（三）针灸治疗

糖尿病及其并发症的病理机制以阴津亏虚、燥热内生为主，晚期则以脏腑虚损、正虚邪实为特点。其中阴虚燥热颇符合西医学自主神经功能紊乱的病机解释，是导致胰岛功能障碍的主要因素之一。针灸疗法能通过调整脏腑阴阳平衡，对糖尿病起到治疗作用。

治疗原则：① 上消　润肺清胃，针神门、复溜、内庭；② 中消　清胃滋肾，针中脘、内庭、三阴交；③ 下消　滋阴降火，灸关元、带脉、然谷穴。

方法：留针 15 分钟，用轻泻法。应注意的是，糖尿病肾病水肿显著者，慎用针灸疗法，以免针灸部位渗水和感染。

四、经典医案

石某，男，52岁，2012年2月28日因“尿蛋白升高3年”初次来诊。2009年于外院体检时发现尿蛋白升高，当时未予重视，未予诊治。既往2型糖尿病10余年，平素血糖控制不佳，波动于12～16mmol/L。辅助检查：2012年2月27日尿常规显示尿蛋白++，尿潜血±。肾功能指标显示血肌酐98μmol/L。

初诊：精神疲倦，视物模糊，口苦口干，双上肢麻木，腰酸，双下肢浮肿，纳眠可，夜尿1次，小便量尚可，大便调。舌暗红，苔薄黄，舌底静脉迂曲，脉沉细。接诊后，刘旭生教授认为患者糖尿病病程长，血糖控制不佳，伴蛋白尿和血肌酐升高。西医诊断：2型糖尿病，糖尿病肾病。患者精神疲倦、腰酸为消渴日久，肾阴亏虚，阴损及气之象；视物模糊、口苦口干为气虚推动无力，加之消渴日久耗损阴液，精血不能上承于目、口所致；上肢麻木为血瘀脉络不通、肢体不荣之象；下肢浮肿为肾气耗损及阳，水湿泛滥、溢于肌肤之征。舌暗红、舌底静脉迂曲符合血瘀之象，苔薄黄、脉沉细为久病阴伤、气阴不足之象。四诊合参，故辨证为脾肾气虚血瘀，治当以补脾益肾、活血化瘀为法，予六味地黄汤加减。拟方如下：

盐山萸肉10g，生地黄15g，山药15g，茯苓15g，泽泻10g，牡丹皮10g，丹参20g，牛膝10g，桃仁10g，菟丝子15g，桑寄生15g，枸杞子15g。

二诊（2012年3月6日）：查尿常规显示尿蛋白+；尿蛋白尿-肌酐比值为0.97g/g。患者精神较前改善，腰酸较前缓解，双下肢浮肿减轻，诉少许咽干不适，偶有纳后胀满，舌暗红，苔薄黄，舌底静脉迂曲，脉沉细。

刘旭生教授认为患者下肢浮肿较前减轻，纳后胀满乃脾胃气滞所致，舌暗、脉沉细乃血瘀之象，拟原方去泽泻，加用佛手健脾理气；牛膝加量补经络，逐瘀通经。拟方如下：

盐山萸肉10g，生地黄15g，山药15g，茯苓15g，佛手15g，牡丹皮

10g，丹参 20g，牛膝 15g，桃仁 10g，菟丝子 15g，桑寄生 15g，枸杞子 15g。

三诊（2012 年 3 月 20 日）：查尿常规显示尿蛋白 +++。患者腰酸、肢肿较前改善，晨起咽干不适，自觉面部发热，口苦同前，舌暗红，边有齿痕，苔薄黄，脉弦细。症状持续改善，自觉口苦咽干，面部潮热，去桑寄生、佛手，酌加白芍平肝柔肝，金樱子固精缩尿。拟方如下：

盐山萸肉 10g，生地黄 15g，山药 15g，茯苓 15g，白芍 15g，牡丹皮 10g，丹参 20g，牛膝 15g，桃仁 10g，菟丝子 15g，金樱子 15g，枸杞子 15g。

四诊（2012 年 4 月 24 日）：查尿常规显示尿蛋白 ++。患者精神尚可，腰酸较前明显缓解，双下肢仍有少许浮肿，诉大便偏硬，少许小便不利，舌淡红，苔薄黄，脉弦细。拟原方去牡丹皮、白芍、茯苓，桃仁加量以润肠通便，并酌加石韦清热利尿，猪苓、茯苓皮利水渗湿。拟方如下：

盐山萸肉 10g，生地黄 15g，山药 15g，石韦 15g，猪苓 15g，茯苓皮 10g，丹参 20g，牛膝 15g，桃仁 15g，菟丝子 15g，金樱子 15g，枸杞子 15g。

五诊（2012 年 5 月 8 日）：患者大便仍少许偏硬，余诸症较前改善，舌淡红，苔薄黄，脉弦细。中药汤剂于前方去石韦，加女贞子 15g，共 14 剂。其后患者维持口服中药汤剂治疗，随访至 2017 年 10 月底，患者病情稳定。

五、日常调养

（一）体育疗法

进行适度的有节制的体育运动，是治疗糖尿病的一种重要辅助疗法。现代研究证实，滑板运动、踏车运动均能使血糖及糖耐量曲线下降，减轻高凝状态，降低血脂，提高靶细胞对胰岛素的敏感性，延缓糖尿病血管并发症的发生和发展，增强体质和免疫功能。患者可根据个人爱好选择适合的体育项目，如太极拳、易筋经、八段锦、五禽戏等，也可每天坚持散步、骑自行车等活动，长期坚持，可起到有益的积累效应，有益于糖尿病及其并发症的恢复和治疗。

（二）气功疗法

气功是我国人民一种独特的传统健身运动。气功可以增强新陈代谢，提高神经系统、呼吸系统、消化系统、循环系统的功能，可降低血压，预防脑卒中，并有抗衰老作用，改善糖尿病的临床症状，增强体质。糖尿病患者长期坚持做鹤翔庄气功等，可以内以养身，外以祛邪，这是一种延缓衰老的简便易行、行之有效的措施。

第十节 乙型肝炎病毒相关性肾炎

一、疾病概述

乙型肝炎病毒相关性肾炎是指由乙型肝炎病毒诱发的，经血清免疫学及肾活检免疫荧光检查所证实的一种继发性肾小球肾炎综合征，简称“HBV 相关性肾炎”。乙型肝炎病毒与肾炎在发病机制上的联系尚未完全清楚，可能是乙型肝炎病毒抗原抗体复合物沉积于肾小球引起免疫损伤、病毒直接感染肾脏细胞、乙型肝炎病毒感染诱发自身免疫而致病。HBV 相关性肾炎多以肾小球肾炎、肾病综合征、无症状性蛋白尿或单纯性血尿等的临床表现形式出现。部分病例可能同时有慢性乙型病毒性肝炎、肝硬化等症状。肝炎、肾炎的症状既可同时出现，也可先后发生，甚至没有任何乙型肝炎的临床表现和体征，而只有肾炎的症状。尽管临床表现不尽相同，但均有其共同的病因病机特点。

中医学认为本病病因主要是外感湿热疫毒，内蕴脏腑；饮食不节，湿热疫毒内伤；正气虚损，湿热毒邪乘虚而入。其中湿热疫毒是本病的主要病因。病机主要是肝脏气血失调，疏泄失常，导致脾受肝制，运化失常，肝肾同居下焦，生理病理相连。日久子病及母传于肾。总之，肝为受病之始基，初乃湿热邪毒犯肝，则肝病；肝病延久不愈，则传脾及肾，导致温热余邪未尽，肝、脾、肾俱损之病机，呈虚实夹杂之证，最终可出现正虚邪实或气血双虚的结果。

肾脏气化失司，肾不主水，水湿泛滥肌肤故见水肿。肝肾同寄相火，湿热毒邪损伤肾络，或肝肾阴亏，虚火扰动，灼伤血络，血液不循常道溢于络外，则下渗而为尿血；湿热之邪扰动肾关，肾失封藏，精关不固，故见蛋白尿。病程中湿热之邪阻滞气机，影响血运，瘀血内生，使病情加重。总之，本病的病位主要在肝、脾、肾，病机主要是湿热毒邪阻滞脾胃，郁蒸肝胆，损伤肾脏所致，感受外邪可以加重肝、肾的损害，本虚标实，虚实夹杂，形成恶性循环。

二、现代医学诊断要点和治疗

（一）诊断要点

HBV 相关性肾炎的诊断目前国际上尚无统一标准。1990 年“北京乙型肝炎病毒相关性肾炎专题座谈会”参照国内外多数作者的标准，建议试用下列三条对 HBV 相关性肾炎进行诊断。

（1）血清 HBV 抗原阳性。

（2）临床上常表现为肾小球肾炎，但可以排除狼疮性肾炎等继发性肾小球疾病。

（3）肾组织切片上找到 HBV 抗原。

其中第 3 条为基本条件，缺此项不能诊断为 HBV 相关性肾炎。鉴于我国为乙肝病毒高流行区，且肾小球肾炎也是我国常见病，为避免漏诊，在肾小球肾炎患者中，常规做 HBsAg 检查很有必要。诊断时应注意以下特殊情况：其一，一般说来肾组织中HBV抗原阴性，虽然血清HBV抗原阳性，也不能下 HBV 相关肾炎的诊断，但是当血清抗体过多，肾组织中 HBV 抗原位点被饱和可能出现假阴性结果，此时需要做肾组织洗脱液的 HBV 活性检测；其二，当出现血清 HBV 抗原阴性，而肾组织中 HBV 抗原阳性，也应该认为 HBV 相关肾炎诊断成立。因为 HBV 感染后患者 HBV 抗原滴度可时高时低，而且血清中 HBV 抗原与组织中的消长不同步。应该反复检查患者血清或采用更敏感的检查方法。

（二）现代医学治疗

尚无特效药物，须采取综合治疗措施。HBV 相关肾炎的治疗原则：降低尿蛋白；防治复发；保护肾功能及延缓肾脏病进展。

1. 一般治疗 注意休息、低盐、优质蛋白饮食。肾功能不全时应控制蛋白质入量，限制钠盐入量。使用 ACEI、ARB 类药物降压、降尿蛋白以及用他汀类药物降脂。水肿、高血压可对症治疗。

2. 抗乙肝病毒治疗 临床研究表明，抑制 HBV 复制和清除 HBeAg 有助于减少 HBV-GN 患者蛋白尿和改善肾功能。抗病毒药物治疗需要监测药物的不良反应及病毒的耐药性。目前，抗病毒药物的联合治疗也在探索中。常见抗病毒治疗药物包括以下几种。

（1）α- 干扰素 主要应用于存在病毒复制的乙型肝炎患者，有效率 30%～50%。推荐用法：未成年人每次 3～5MU，每周 3 次；成年人每次 5MU，每天 1 次，皮下或肌内注射，疗程至少半年。

（2）核苷类药物 如拉米夫定。只要 HBV 不发生耐药变异，核苷类似物长期维持治疗可以抑制病毒复制，停药后容易复燃。拉米夫定为临床应用最广泛的药物，推荐用法为 100mg/d，口服。

（3）其他抗病毒药 如替比夫定、恩替卡韦等。

3. 糖皮质激素 糖皮质激素目前仍有争议。糖皮质激素不能显著改善蛋白尿且有增强病毒复制的风险。因此，一般不建议用于乙肝相关性肾炎患者。若病情需要，如严重低蛋白血症和大量蛋白尿，在病毒复制指标阴性时可以考虑使用，应密切注意患者 HBV 复制指标和肝功能变化情况，无效及时撤药。单独使用激素对乙肝相关性肾炎的缓解和维持原有肾功能常常效果不佳。因此，大多数情况下需与其他免疫抑制剂或抗病毒药物联合使用。

4. 免疫抑制剂 一般不提倡使用免疫抑制剂，应根据患者个体情况谨慎使用。一般仅用于肝脏损害较轻或无 HBV 明显复制患者。

（1）霉酚酸酯 又名吗替麦考酚酯，是霉酚酸的前体，可选择性抑制 T、B 淋巴细胞的复制和增殖。可阻断病毒 RNA 的形成，抑制多种病毒如 HBV 等的复制，多与抗病毒药联合使用治疗乙肝相关性肾炎。吗替麦考酚酯联合低剂量皮质激素用于治疗乙型肝炎病毒相关性肾炎疗效优于单纯应用皮质激素疗法，且耐受性好，未见明显毒副作用。

（2）来氟米特 是一种新型免疫抑制剂，作用与霉酚酸酯类似，它可以抑制白细胞介素（IL）-2 的产生，并阻断活化淋巴细胞的增生，减少抗体生成，从而产生免疫抑制作用。来氟米特联合泼尼松龙治疗乙肝相关性肾炎安全有效，且依从性好。但是来氟米特毕竟是免疫抑制剂，长期使用存在诱发病毒复制的风险，因此用药时需谨慎。

（3）其他 目前已有研究显示，激素联合细胞毒药物环磷酰胺对乙肝相关性肾炎的治疗无确切疗效。其他一些新型免疫抑制剂如环孢素 A、他克莫司等治疗乙肝相关性肾炎的研究尚不充分。

三、中医治疗

（一）辨证论治

刘旭生教授强调本病的致病内因是正气不足，外因是湿热疫毒。湿热疫毒始终贯穿于肾脏病的整个过程。HBV 相关性肾炎是以肝、肾为病变中心，而兼及于脾。湿热疫毒入侵，盘踞于肝，浸淫及肾是其发病的重要因素。湿热蕴结，久羁不去，流注下焦，壅滞肾脉，血行不畅，瘀血内生，热蒸瘀阻，逼精外出，或湿热伤阴，加之精血亏虚，遂见肾阴虚；湿盛阳微或阴损及阳，最终可导致肾阳虚或阴阳两虚，或日久气虚血瘀。本病辨证为正虚与邪实两个方面，正虚以肝肾阴虚或气阴两虚为主，邪实主要是湿热疫毒。湿热疫毒氤氲不化，阻滞气机，障碍血行，以致血脉瘀滞，亦是邪实的重要内容，甚至可成为贯穿疾病始终的病机。本病初期以标实为主，后期为正虚邪实，多以虚为主。湿热与瘀血是疾病过程的病理产物，可加重本病发展，影响预后。

刘旭生教授强调在辨证分型的基础上进行辨病治疗，将本病辨证分为4型。

（1）肝胆湿热证，治以清热利湿，解毒疏肝，方用茵陈五苓散加减。

（2）肝肾阴虚证，治以养血柔肝，滋阴补肾，方用六味地黄丸合一贯煎加减。

（3）脾肾阳虚证，治以健脾益气，温肾利水，方用真武汤加减。

（4）气滞血瘀证，治以行气通腑，活血化瘀，方用桃仁四物汤加减。

其他治疗原则：

1. 清热解毒利湿，抑制病毒的复制

由于湿热之邪始终贯穿于整个肾脏病的过程，因此用白花蛇舌草、半边莲、鸡骨草、虎杖、蒲公英、山栀子、重楼、山豆根等以达到清热解毒利湿的功效。

2. 益气健脾补肾，增强机体的抵抗力

增强细胞免疫功能，抑制体液免疫功能，清除免疫复合物，降低自身免疫反应也是治疗本病的一条重要途径。中药黄芪、冬虫夏草、党参、五味子、太子参、阿胶、菟丝子、黄精、巴戟天、淫羊藿等有增强机体免疫功能的作用。现代医学认为HBV感染与机体细胞免疫功能低下有关，而

不少免疫功能低下的患者，均有不同程度的脾虚、肾虚。因此上述补气、健脾、补肾的中药能起到扶正祛邪、调节机体免疫功能的作用。合理地选择上述药物配伍组方，可对免疫进行双向调节，使机体免疫功能恢复平衡。

3. 减轻肾小球硬化

现代医学初步证实，血管紧张素转换酶抑制剂具有减轻肾小球硬化、延缓肾功能恶化的作用。黄芪、白术、何首乌、地黄、川牛膝、怀山药、瓜蒌、墨旱莲、细辛、龙眼肉、补骨脂、法半夏、降香、菊花、海金沙、泽泻等具有血管紧张素转换酶抑制剂样作用，这些中药可在临床实际中辨证加以选用。

4. 采用活血化瘀的方法

中医认为久病必瘀，中药郁金、桃仁、赤芍、三七、红花等具有活血化瘀的功效。现代研究表明，肝、肾微循环障碍，血黏度高，免疫复合物的沉积是导致 HBV 相关性肾炎的重要机制，因此用活血化瘀的药物，可以改善血黏度、改善微循环而达到治疗的目的。

此外本病还可参考肾病综合征相关章节内容进行治疗。

（二）中成药

1. 雷公藤多苷　每次 20mg，每日 3 次。适用于肝功能无明显损害，蛋白尿较多者。

2. 参苓白术散　每次 1 袋，每日 2～3 次。适用于脾气虚弱型。

3. 血府逐瘀口服液　每次 10mL，每日 3 次。适用于瘀血内阻型。

（三）针灸治疗

取主穴肝俞、胆俞、至阳、太冲，配穴足三里、阳陵泉、翳明。肝区疼痛者，取穴支沟、胆俞，配穴足三里、太冲；恶心呕吐者，取穴内关，配穴天突、足三里；纳差者，取穴合谷、中脘，配穴小肠俞、胃俞；失眠者，取穴三阴交、安眠，配穴神门、翳明；水肿者，取穴肝俞、肾俞、太溪、水泉，配穴血海、三阴交；体虚者，加灸关元、气海，也可采用小腹部膀胱区按摩。一般两侧穴位同时进针，强刺激，不留针，14 天为 1 个疗程，可根据病情治疗 2～3 个疗程。

四、经典医案

梁某，男，40 岁，2014 年 6 月 23 日因“发现 HBsAg（+）20 余年，双下肢浮肿 1 年余”初次来诊。发现乙型肝炎病毒感染 20 余年，未规律治疗。1 年前无明显诱因出现双下肢浮肿、腹部膨隆，在外院肾穿刺活检诊断为“HBV 相关性肾炎”，给予抗病毒和激素联合治疗，双下肢水肿反复，复查尿蛋白未转阴。2014 年 4 月因水肿加重伴气促难以平卧，在外院住院查 B 型钠尿肽（BNP）5000pg/mL，血肌酐 506μmol/L，考虑为“HBV 相关性肾炎、慢性肾脏病 5 期”，于 2014 年 5 月 2 日开始定期血液透析治疗。2014 年 6 月 20 日查 24h 尿蛋白定量 1.6g，肌酐 455μmol/L，血红蛋白 73.0g/L，血清白蛋白 21.2g/L。

初诊：神清，精神疲倦，乏力，时有咳嗽，口干，饮水不多，腹部胀满，双下肢轻度水肿，纳差，眠一般，小便量尚可，尿中少许泡沫，大便调。舌淡暗，舌底脉络迂曲，苔白腻，脉弦细。刘旭生教授接诊后，考虑西医诊断为 HBV 相关性肾炎，中医诊断为水肿，辨证为肺脾肾虚，水湿内停，予补脾益肾方和四苓散加减。拟方如下：

黄芪 20g，白术 15g，淫羊藿 20g，菟丝子 15g，牛膝 15g，白芍 15g，茯苓皮 20g，猪苓 20g，泽泻 15g，桂枝 15g，丹参 20g，蒲公英 20g，虎杖 15g，甘草 8g。

配合尿毒清颗粒补肾通腑泻浊，金水宝胶囊益气补肾。

二诊（2014 年 7 月 15 日）：患者水肿减轻，尿量每日 1000～1500mL，精神转佳，舌淡，苔薄黄，脉弦细。在前方基础上加减。拟方如下：

黄芪 20g，白术 15g，淫羊藿 20g，菟丝子 15g，白芍 15g，茯苓皮

20g，猪苓 20g，泽泻 15g，丹参 20g，山萸肉 15g，木香 15g，蒲公英 20g，虎杖 15g，炙甘草 10g。

继续服用尿毒清颗粒、金水宝胶囊。

以上方加减服用约两个月后患者病情稳定，双下肢水肿轻微，自觉身体较前好转。2014 年 9 月复查尿常规显示蛋白 +，潜血 +；尿蛋白定量 1.6g/24h；血清白蛋白 35.1g/L。继续守前法治疗，配合服用补中益气丸、金匮肾气丸巩固治疗，随访 1 年，病情稳定。

该患者初诊时精神疲倦，乏力，时有咳嗽，口干，饮水不多，腹部胀满，双下肢轻度水肿，纳差，眠一般，小便量尚可，尿中少许泡沫，大便调。舌淡暗，舌底脉络迂曲，苔白腻，脉弦细。HBV 相关性肾炎以起病方式多样化，临床症状不典型为特征。本例先患乙型肝炎，后以肾炎起病，对激素及免疫抑制剂不敏感，出现肺脾肾虚，三焦气化不利之证。肺虚卫外不固，脾虚不能运化水谷、摄取精微，导致纳差、疲倦乏力，肾虚气化无力，三焦气化不利，水液不循常道导致水肿。因此，刘旭生教授予以补脾肺肾之法，配合行气利水活血，给予补脾益肾方加减补益肺脾肾、四苓散行气利水，猪苓、茯苓皮、桂枝、泽泻化气利水，木香行气助三焦气化以利水，虎杖、蒲公英清热解毒，丹参活血通络，祛瘀生新。治疗中充分体现刘旭生教授辨证结合辨病治疗的学术思想，尤其是药物一药多用，非常灵活，如猪苓既可利水，又有促使 HBV 抗原转阴的功效；虎杖、蒲公英既可清热防止补益药物过于温热，又有较强的抑制 HBsAg 的作用。在临床上观察到，随着表面抗原滴度的下降直至阴转，而尿蛋白亦逐渐减少甚至转阴。因此，固守一方，坚持治疗获较好疗效。

五、日常疗养

外敷法　连根葱（不洗带土）1 棵，生姜 1 块，淡豆豉 21 粒，食盐 2 匙，同研烂，捏饼烘热，敷脐中，外用纱布固定，气透自通，无效则再换 1 剂。适用于气化失司之尿闭。

第十一节

良性小动脉肾硬化

一、疾病概述

良性小动脉肾硬化是一种主要由慢性原发性高血压所致的，以肾血管硬化为特征的肾脏疾病。临床首先出现夜尿增多、蛋白尿、肾小管功能损害先于肾小球功能，随着病情的发展，肾小球功能逐渐受损，出现程度不等的氮质血症。良性小动脉性肾硬化在中医学文献中并没有对该病的直接记载和论述，但是依据主要的临床表现可归属于中医学“眩晕”“水肿”“尿浊”“关格”等范畴。

二、现代医学诊断要点和治疗

（一）诊断要点

1. 必须具备的条件

（1）原发性高血压病史。

（2）出现蛋白尿前，一般已有 10 年以上的持续性高血压［一般＞20.0/13.3kPa（150/100mmHg）］。

（3）有持续性蛋白尿（一般为轻至中度），镜检示有形成分少。

（4）有视网膜动脉硬化或动脉硬化性视网膜改变。

（5）除外各种原发性肾脏疾病。

（6）除外其他继发性肾脏疾病。

2. 辅助或可参考的条件

（1）年龄在 40 岁以上。

（2）有高血压性左心室肥厚、冠心病、心力衰竭。

（3）有脑动脉硬化和（或）脑血管意外病史。

（4）血尿酸升高。

（5）肾小管功能损害先于肾小球功能损害。

（6）病程进展缓慢，贫血出现相对较晚。

3. 如临床诊断发生困难，可做肾活检，病理符合原发性高血压引起的良性小动脉硬化，但本病因有高血压和小动脉硬化，肾穿刺容易出血，需加以注意。

（二）现代医学治疗

本病应重在预防，积极治疗高血压是关键。血压一定要控制达标（需降至 140/90mmHg 以下）才可能预防高血压肾损害发生。良性小动脉肾硬化发生后，控制高血压仍然是延缓肾损害进展的关键，如能将高血压患者的血压控制在正常范围或接近正常，则脑、心、肾等并发症不易发生。如果肾功能已减退，则按慢性肾衰竭处理。治疗高血压病无并发症的一线降压药有 6 类：利尿剂、β 受体阻滞剂、钙拮抗剂、血管紧张素转换酶抑制剂、血管紧张素受体阻滞剂、α 受体阻滞剂。无论选用哪一种或联用两种降压药，只要能满意地控制高血压，就能预防高血压肾小动脉硬化的发生。

1. 血管紧张素转换酶抑制剂（ACEI）及血管紧张素受体阻滞剂（ARB）

ACEI 及 ARB 是治疗高血压合并肾损害的基础药物，应该首先选用。但是不推荐二者联合使用，因为不能增加疗效，反而增加不良反应。二者的降压效力大于利尿剂和 β 受体阻滞剂，适用于各种程度的原发性高血压和肾性高血压。它能改善高血压患者的胰岛素抵抗现象和糖代谢异常，对脂质代谢并无不良影响。使用时从小剂量开始，孕妇禁用，肾功能有损害者注意监测血钾及血肌酐，血肌酐升高超过基线水平 30% 应该停用。

2. 钙拮抗剂 钙拮抗剂可迅速并稳定地降低外周血管阻力和血压，疗效维持时间较长，用于轻、中度高血压，疗效多较满意。钙拮抗剂和 ACEI 的联合用药可以叠加降压效果，同时可减少各自的副作用。

3. 米诺地尔（长压定） 长压定改善肾功能伴有比较明显的肾小球滤过增加，它是从整体上改善处于缺血状态的肾小球从而改善肾功能。

4. 利尿剂 经常或过度应用利尿剂能导致血容量下降和激活肾素 - 血管紧张素系统而影响肾脏，故应避免。

5. 伴发高脂血症、糖尿病及高尿酸血症的患者 对伴发高脂血症、糖尿病及高尿酸血症的患者均应做相应的治疗，以防它们对肾脏造成损害。

6. 肾功能不全 在本病步入肾功能不全氮质血症或尿毒症时，其非透析疗法和替代疗法（透析和肾移植）均与其他慢性肾脏病者相同。

三、中医治疗

根据标本虚实的具体情况，或先攻后补，或先补后攻，或寓攻于补，或寓补于攻，灵活立法，辨证施治。攻邪以平肝潜阳、活血化瘀、祛痰化饮为主；补虚以滋补肝肾、温补脾肾、益气养血为要。

（一）辨证论治

1. 阴虚阳亢

【证候特点】眩晕耳鸣，头痛且胀，每因烦劳或恼怒加剧，头痛加重，面色潮红，急躁易怒，腰膝酸软，五心烦热，心悸失眠，蛋白尿或血尿，舌质红，舌苔薄黄或红少苔，脉弦细数。

【治法】滋补肝肾，潜阳息风。

【代表方剂】天麻钩藤饮加减（天麻、钩藤、石决明、栀子、黄芩、川牛膝、益母草、桑寄生、首乌藤、朱茯神）。

【临证加减】若病重者，加羚羊角；若肝火过甚者，可加龙胆、菊花、牡丹皮；若阴虚明显者，可加服杞菊地黄丸。

2. 气血亏虚

【证候特点】眩晕，动则加剧，劳累即发，面色苍白，唇甲不华，发色不泽，心悸少寐，神疲懒言，纳差便溏，甚或尿不利，尿蛋白或尿浑浊，肢体浮肿，舌质淡，苔薄白，脉沉细弱或结代。

【治法】补益气血，健脾运胃。

【代表方剂】归脾汤加减（白术、茯神、黄芪、龙眼肉、酸枣仁、人参、木香、甘草、当归、远志）。

【临证加减】脾胃虚弱明显者，当归宜炒，并加砂仁、神曲；若脾胃虚寒，中阳不足者，可加桂枝、干姜；若血虚甚，可加熟地黄、阿胶、紫河车粉，并重用参芪。

3. 肾精不足

【证候特点】眩晕耳鸣，失眠多梦，心悸健忘，腰膝酸软，小便浑浊。偏于阳虚者，四肢不温，形寒怯冷，纳差便溏，舌质淡，脉细无力；偏于阴虚者，五心烦热，舌红少苔，脉弦细数。

【治法】补肾滋阴。

【代表方剂】左归丸加减（熟地黄、山药、枸杞子、山茱萸、牛膝、菟丝子、鹿角胶、龟甲胶）。

【临证加减】若阴虚内热明显，可加醋鳖甲、盐知母、盐黄柏、地骨皮。

4. 痰浊阻滞

【证候特点】眩晕，头重如蒙，胸闷呕恶，多寐纳差，或形体偏胖，肢体浮肿，腰以下尤甚，小便不利，浑浊不清，舌体胖，舌质淡，舌苔白腻，脉弦滑或沉缓。

【治法】燥湿化痰，健脾和胃。

【代表方剂】半夏白术天麻汤加减（半夏、天麻、茯苓、橘红、白术、甘草）。

【临证加减】若呕恶甚，可加赭石、生姜、竹茹；若耳鸣重听，加葱白、郁金、菖蒲，以通阳开窍；若痰郁化火，可加黄连、黄芩、胆南星。

5. 瘀血阻络

【证候特点】眩晕，头昏胀痛，在下午或夜间加重，小便浑浊或蛋白尿，神疲健忘，思维迟钝，肢体浮肿，舌暗或有瘀斑，脉细弱或涩。

【治法】活血化瘀，行气利水。

【代表方剂】血府逐瘀汤加减（桃仁、红花、当归、生地黄、川芎、赤芍、牛膝、桔梗、柴胡、枳壳、甘草）。

【临证加减】兼痰浊阻滞，可加半夏、白术、天麻；若兼热象，可加牡丹皮，重用生地黄、赤芍。

上述各种证候，若出现蛋白尿者，加萆薢、蝉蜕；肉眼或镜下血尿者，加白茅根、小蓟、三七粉、侧柏叶；肾功能不全者，用健肾方（生地黄、山萸肉、山药、牡丹皮、泽泻、茯苓、萆薢、蝉蜕、丹参、当归、川芎、红花、赤芍）加减治疗；兼有肾性贫血者，加黄芪、当归；阴虚内热明显者，加知母、黄柏；血压升高者，加菊花、黄芩、夏枯草。

（二）中药外治

敷贴疗法　蓖麻仁 50g，吴茱萸 20g，附子 20g。共研细末，加生姜 150g，共捣如泥，然后加冰片 10g 和匀，调成膏状，每晚贴两涌泉穴，7 日为 1 个疗程，连用 3～4 个疗程，疗效肯定。

（三）针灸治疗

针刺选穴曲池、足三里、三阴交、太冲，头晕加印堂、百会；失眠加神门；失眠、心悸加内关。

四、经典医案

汤某，男，62岁，于2010年8月24日因“发现肌酐升高”前来就诊。既往高血压病史10余年，服氯沙坦钾片、苯磺酸左氨氯地平片，血压控制在140/80mmHg以下，7月23日查尿蛋白+，尿潜血+，血肌酐115μmol/L，当时症见偶有头晕，腰酸痛，眠欠佳，夜尿0～1次，双下肢无浮肿。中医诊断为尿浊，辨证为脾肾气虚，湿热瘀阻，予以补脾益肾，清热利湿，佐以活血行瘀。拟方如下：

山茱萸15g，熟地黄15g，山药15g，茯苓15g，郁金10g，太子参20g，黄芪30g，王不留行15g，杜仲15g，桑寄生15g，丹参15g，菟丝子15g。

配合服用三芪口服液，每次1支，每日3次。

二诊：前症减轻，无头晕，仍腰酸痛，眠一般，夜尿0～1次，大便每日2次，质可。双下肢无浮肿。舌暗红，苔薄白，脉沉。在前方基础上去郁金，加女贞子，继续配合服用三芪口服液，每次1支，每日3次。随访1年后，血肌酐可降至95μmol/L。

刘旭生教授认为，患者为老年男性，年老肾虚，肾中精气不足，摄纳失司，精微物质下泄，形成蛋白尿；肾藏精，主封藏，若肾精气亏虚，腰府失其濡养、温煦，可致腰酸痛。加之患者高血压病史10余年，久病体虚，尤伤脾胃，脾胃虚弱，脾气虚则清阳不升，可见眩晕。本病为慢性原发性高血压所致的肾脏疾病，患者目前还属于早期阶段，病机主要以脾肾气虚为主，故其治疗首先应“补其不足”，故治疗当以补脾益肾为先，刘旭生教授善用六味地黄汤加减，用熟地黄滋阴补肾，填精益髓；山萸肉补养肝肾，兼能涩精；山药补益脾阴，亦能固精；茯苓淡渗脾湿，助山药之健运。患者头晕乃脾肾气虚，清气不能上荣清窍之象，予黄芪、太子参增强益气之效；腰酸痛则为脾气不升，水液运化失司，瘀阻经脉，不通则痛，予杜仲、桑寄生补肝肾，强筋骨，郁金、丹参活血行瘀；患者有夜尿，乃肾气不固之象，可予以菟丝子固肾缩尿，夜尿改善，则睡眠好转。

五、日常疗养

气功疗法 有明显的降低血压的作用，同时又可避免对药物的依赖性以及药物的副作用。适用气功有放松功、内养功等。

第十二节

IgG4相关性肾病

一、疾病概述

IgG4 相关性疾病（IgG4-related disease，IgG4-RD）是一类病因尚不明确的自身免疫性疾病，可引起多器官炎症伴纤维化和硬化的疾病，以弥漫性或局灶性器官肿大为主要临床表现，伴或不伴血清 IgG4 水平升高，典型组织学特征为淋巴浆细胞浸润、席纹状纤维化、闭塞性静脉炎及 $IgG4^{+}$ 浆细胞增多。IgG4-RD 临床谱广泛，常累及 2 个或 2 个以上器官，少数累及单个系统。当 IgG4-RD 累及肾脏，则表现为 IgG4 相关性肾病（IgG4-related kidney disease，IgG4-RKD）。日本近 15 年一项研究表明在 40 岁以上的人群中，IgG4-RKD 发病率是 0.9/100 万～3.1/100 万，国内尚未有确切的流行病学数据。该病好发于中老年男性，但也有相关病例报道为女性发病。病变主要累及肾间质、肾小管，表现为小管间质性肾炎（IgG4-TIN），也可累及肾小球、肾血管。肾小球受累通常表现为膜性肾病（IgG4-MN），也可表现为 IgA 肾病、系膜增生性肾小球肾炎、毛细血管内增生性肾小球肾炎，肾血管受累可出现肾脏浆细胞动脉炎。除了肾脏受累外，也可累及肾外组织，包括输尿管炎性假瘤或腹膜后纤维化，也可在肾盂形成炎性肿块。患者临床表现为尿常规检查轻度蛋白尿、镜下血尿、低补体血症，表现为膜性肾病者可出现大量蛋白尿，通常无白细胞增多或白细胞管型。随着病情进展，患者可出现肾功能减退，可表现为急性或慢性进行性肾功能不全。输尿管炎性假瘤导致输尿管阻塞时，可出现肾积水、肾功能异常。治疗方面，IgG4-RKD 的治疗原则同 IgG4-RD 的治疗原则一致，糖皮质激素为一线治疗药物，大多数患者有确切疗效。

中医古籍中尚无对 IgG4 相关性肾病的具体记载，根据其临床演变过程，可归属于中医学“虚劳”“关格”等范畴，多因禀赋不足、饮食失节、劳累过度、环境等因素导致脏腑功能失调而致病。中医治疗方面，刘旭生教授认为可参照“肾衰竭”的治疗，该病多为本虚标实之证，当重视健脾以补肾。此外，刘旭生教授主张辨证与辨病有机地结合起来，本病是一组免疫介导的、系统性的、炎症纤维化的疾病，受累的脏器以肿胀增大为主，与中医学的痰湿瘀阻之证相符合，中药多选用祛湿化痰软坚、活血化瘀之品。

二、现代医学诊断要点和治疗

（一）诊断要点

IgG4 相关性疾病的综合诊断标准如下：

（1）临床检查显示一个或多个器官存在典型的弥漫性 / 局限性肿大或团块。

（2）血液学检查显示血清 IgG4 水平升高（≥1350mg/L）。

（3）组织病理学检查显示：① 显著的淋巴细胞和浆细胞浸润及纤维化；② $IgG4^+$ 浆细胞浸润，$IgG4^+$ 浆细胞 /IgG^+ 浆细胞比例＞40% 且＞10 个 $IgG4^+$ 浆细胞 /HP。

确诊 =(1)+(2)+(3)

很可能 =(1)+(3)

可能 =(1)+(2)

不太可能 =(1)

补充说明：

（1）结合器官特异性诊断标准　若根据本综合诊断标准不能确诊 IgG4-RD，亦可结合脏器特异性诊断标准（IgG4 相关性自身免疫性胰腺炎、IgG4 相关性泪腺和唾液腺炎、IgG4 相关性肾脏疾病、IgG4 相关性硬化性胆管炎、IgG4 相关性眼病、IgG4 相关性呼吸道疾病、IgG4 相关性大动脉周围炎 / 动脉周围炎 / 腹膜后纤维化等的诊断标准）进行诊断。

（2）排除诊断　IgG4-RD 必须与累及脏器的肿瘤相鉴别（如癌、淋巴瘤），与类似疾病相鉴别（如干燥综合征、原发性硬化性胆管炎、多中心卡斯尔曼病、继发性腹膜后纤维化、韦格纳肉芽肿、结节病、变应性肉芽肿性多血管炎）等。高热、C 反应蛋白、中性粒细胞明显升高的患者，应除外感染、炎症相关疾病。

（3）病理学诊断　与针吸活检或内镜活检获得的组织样本比，IgG^{+} 浆细胞计数通常在手术切除器官，尤其是剔除的组织中更多。因此，对针吸活检或内窥镜活检标本，可降低对 IgG^{+} 浆细胞计数的要求。席纹状纤维化是指梭形细胞、炎性细胞和细胶原纤维排列整齐，形成席纹状或漩涡状。闭塞性静脉炎是指纤维静脉闭塞伴炎性细胞浸润。两者均有助于 IgG4-RD 诊断。

上述病理学诊断中符合（1）+（3），仅适用于 IgG4 和 / 或 IgG 染色不佳者。

（4）激素治疗反应　不提倡激素试验性治疗。若患者使用中高剂量激素治疗反应不佳，建议重新考虑诊断。

根据日本肾脏病学会的 IgG4 相关性肾病的诊断标准，应符合下列标准。

（1）尿液（轻度蛋白尿、血尿）、肾功能异常，血清学检查有高 IgG 血症、低补体血症、高 IgE 血症中任何一个。

（2）影像学有特征性的异常改变，如弥漫性肾脏肿大、肾实质多发性低密度区域、单发性肾肿瘤、肾盂壁肥厚等。

（3）有高 IgG4 血症或高 IgG 血症。

（4）肾脏病理有以下两种改变 ① 有明显的淋巴细胞、浆细胞浸润，以 $IgG4^+$ 或 IgG^+ 浆细胞比≥40%，或 $IgG4^+$ 浆细胞数量＞10 个 /HP；② 浸润细胞周围有特征性的纤维化改变。

（5）肾脏以外的脏器组织病理学检查有淋巴细胞、浆细胞浸润伴纤维化改变，以 $IgG4^+$ 或 IgG^+ 浆细胞比≥40%，或 $IgG4^+$ 浆细胞数量＞10 个 /HP。同时应注意鉴别肉芽肿性血管炎和恶性淋巴瘤等疾病。

确诊标准需符合以下任意一项。

(1)+(2)+(4) ① +(5)

(1)+(3)+(4) ① , ②

(1)+(3)+(4) ① , ②

(2)+(3)+(5)

（二）现代医学治疗

1. 糖皮质激素

迄今为止，IgG4-RD 的治疗标准尚未统一。与 IgG4-RD 类似，IgG4-RKD 对免疫抑制治疗反应敏感，糖皮质激素始终是一线治疗用药。诱导缓解阶段常以泼尼松 / 泼尼松龙 0.6～1.0mg/(kg · d)（最小剂量为 20mg/d）起始治疗，治疗 2 周后每 1～2 周减量 5～10mg 至 20mg/d，后根据患者临床表现、血 IgG4 水平以及影像学表现决定之后的减量速度，每 2 周减 5mg 甚至 2～3 个月减 5mg。激素维持治疗的时间目前尚无定论。基线 IgG4 水平显著升高、多器官受累、过敏、既往复发史是疾病复发的危险因素，此类患者推荐长期小剂量激素维持治疗。激素治疗过程中需注意感染、消化道溃疡、血糖升高、血压升高、骨质疏松等不良反应。

2. 传统免疫抑制剂

传统免疫抑制剂应用原则为：当患者存在单用激素治疗不能充分控制 IgG4-RD、疾病活动不能递减激素剂量、激素减量过程中病情反复或激素不良反应明显等，出现上述任何一种情况时，推荐激素联合免疫抑制剂治疗。多项研究表明，初始治疗应用激素联合免疫抑制剂的 IgG4-RD 患者，复发率低于单用激素者，因此对复发风险较高的患者，初始治疗时激素联合免疫抑制剂获益更大。目前常用于IgG4-RD治疗的免疫抑制剂包括吗替麦考酚酯、硫唑嘌呤、环磷酰胺、来氟米特、甲氨蝶呤、环孢素A、他克莫司、艾拉莫德等，由于高质量循证医学的临床试验数据尚不充分，上述免疫抑制剂的应用可参考其他风湿免疫病，但应结合IgG4-RD患者特点，给予个体化治疗。高龄或病情轻且发展缓慢者，治疗应充分评估治疗风险和获益。用药期间需密切监测患者的血常规、肝肾功能等，警惕药物不良反应。由于传统免疫抑制剂起效较慢，因此不推荐单用免疫抑制剂治疗急性活动期IgG4-RD患者。

3. 生物制剂

对于无法耐受长期应用糖皮质激素的患者，利妥昔单抗可作为诱导缓解的首选药物。根据国外治疗经验，推荐利妥昔单抗的使用方法包括静脉注射375mg/m^2，每周1次，用4周，或每次1000mg，共2次，隔2周1次。之后可依据病情重复应用，以维持病情持续稳定。其他生物制剂，如抗CD19单克隆抗体、B细胞活化因子抑制剂、细胞毒性T淋巴细胞相关蛋白4（CTLA-4）拮抗剂、布鲁顿酪氨酸激酶（Bruton’s tyrosine kinase，BTK）抑制剂及拮抗滤泡辅助性T细胞的药物等，有望用于治疗IgG4-RD，但其疗效尚需临床研究进一步证实。

4. IgG4相关性腹膜后纤维化导致输尿管梗阻而引起急性肾衰竭时，可置入输尿管支架或行肾造瘘术解除梗阻。IgG4相关性疾病可以多个器官同时受累发病，也可以单一器官孤立受累发病。影像学检查能够全面观察受累器官内病变数目、大小、形态及强化模式，在诊断、鉴别诊断、评估激素疗效和长期随访中起重要作用。

三、中医治疗

刘旭生教授认为本病涉及脾、肾两脏，临床以本虚标实证居多。脾气亏虚，运化失职，痰湿内阻，可出现消瘦、疲乏、肢体困倦、纳差；痰湿瘀阻于肾脏、颌下等，则见双肾肿大、颌下肿物；肾虚固摄无权，精微下注则见腰膝酸软、尿浊；痰湿浊毒之邪不降，久则格拒不纳可出现关格等证候。治疗上，以“益气健脾补肾，祛湿化痰活血”为治疗大法，脾为后天之本，气血生化之源，五脏六腑皆禀气于脾；肾为先天之本，需靠后天之本来充实濡养；脾气亏虚，肾脏则无以生气。临证中多选用参苓白术散、四君子汤等作为基本方进行加减。另外，刘旭生教授主张辨证与辨病有机地结合起来，本病是一组免疫介导的、系统性的、炎症纤维化的疾病，受累的脏器以肿胀增大为主，与中医痰湿瘀阻之证相符合，治疗上多选用昆布、海藻、薏苡仁等祛湿化痰软坚，桃仁、丹参、田七、牛膝等活血化瘀，而昆布及桃仁还具有降尿毒的作用，可减少肾衰竭患者毒素的堆积。

四、经典医案

李某，男，56岁，于2019年12月4日因“发现血肌酐升高9月余，疲倦乏力2月”就诊。患者9月余前外院就诊查血肌酐升高，未行系统性诊治。2019年9月因恶心呕吐至广东省中医院珠海医院肾病科住院，查血肌酐1448.6μmol/L，24小时尿蛋白定量1400.64mg，补体40.07g/L，免疫球蛋白G4 2997.1mg/L，排除禁忌证后行肾穿刺活检术，病理诊断为IgG4相关性肾小管-间质性肾炎。予强的松治疗后症状好转出院，出院前血肌酐156μmol/L。出院后患者仍反复出现疲倦，伴消瘦，遂至刘旭生教授门诊就诊。患者既往外院行“甲状腺结节切除术”，术后恢复可。否认高血压、糖尿病等病史。个人史、婚育史、家族史无特殊。

初诊：神清，精神疲倦，口干口苦，少许腰酸，声音沙哑，颜面及双下肢无浮肿，无胸闷心悸，无腹痛、腹泻等不适，纳眠可，尿量可，夹少许泡沫，大便调。舌淡暗，苔黄偏腻，脉沉细。体格检查：形体消瘦，双颌下各可触及一大小4cm×2cm的肿块，边界清，活动度可，余体格检查未见异常。治疗上，予维持强的松10mg抑制免疫，同时配合护胃补钙治疗。中医方面，刘旭生教授考虑为肾衰竭，辨证为气虚痰湿瘀阻。拟方如下：

党参 15g，白术 15g，茯苓 15g，山药 20g，炒扁豆 15g，陈皮 5g，薏苡仁 20g，砂仁 5g（后下），土茯苓 20g，昆布 15g，丹参 15g，桃仁 10g，甘草 5g。

二诊（2019 年 12 月 20 日）：患者疲倦乏力症状改善，纳眠可，体重稳定无下降，尿量每日约 1500mL，夜尿 1～2 次，大便稍干结，舌淡嫩，苔薄白，脉细滑。中药处方在前方基础上加减。拟方如下：

太子参 15g，白术 15g，茯苓 15g，山药 15g，女贞子 15g，陈皮 5g，薏苡仁 20g，砂仁 5g（后下），土茯苓 20g，昆布 15g，丹参 15g，桃仁 10g，甘草 5g。

2020 年 1 月 10 日复查血肌酐降至 130μmol/L。2020 年 10 月 19 日血肌酐降至 109μmol/L，尿常规（–），患者复诊时颌下腺肿物明显缩小，自觉无不适。激素维持强的松 10mg，中药加强益气健脾补肾之效。拟方如下：

党参 15g，白术 15g，茯苓 15g，黄芪 20g，女贞子 15g，山萸肉 5g，薏苡仁 20g，芡实 20g，蒲公英 15g，防风 10g，丹参 15g，甘草 5g。

此后患者规律于刘旭生教授门诊随诊，激素规律减量至 2022 年 10 月停用（总疗程为 1 年半），中药按上方继续调理。随访至 2023 年 5 月，血肌酐降至正常，颌下腺肿物消失，患者无不适。

五、日常调养

刘旭生教授认为日常的饮食调护也一样重要，所谓药食同源，药物治疗及饮食调养均有其适应证与禁忌证。IgG4 相关性肾病的患者饮食应以清凉、甘甜、易于消化为佳，忌食辛辣、易化生痰湿的食物，如公鸡、虾、蟹、牛肉、羊肉、鹅等，以免助火生热，加重病情。因本病患者激素使用初期易耗气伤阴，可予食疗辅助治疗，宜多食鲫鱼、赤小豆、五指毛桃、麦冬等；疾病后期，在激素小剂量维持过程中以脾肾气虚为主，宜选用母鸡、莲子、芡实、山药、黄芪、冬虫夏草等作为食疗药物。

第十三节

ANCA相关性肾炎

一、疾病概述

ANCA 相关性血管炎（AAV）是由抗中性粒细胞胞质自身抗体（antineutrophil cytoplasmic autoantibody，ANCA）介导的以小血管壁炎症和纤维素坏死为特征的一类系统性疾病。因 ANCA 相关性血管炎引起的肾损伤即 ANCA 相关性肾炎（AAGN），由于其常伴有肾小球明显新月体形成，无免疫复合物沉积，又称寡免疫复合物坏死性新月体肾炎，包括显微镜下多血管炎（MPA）、肉芽肿性多血管炎（GPA，或 Wegener 肉芽肿）、嗜酸性肉芽肿性多血管炎（EGPA，或 Churg-Strauss 综合征），其共同的特点是血液中有 ANCA。该病中老年人好发，可以仅累及肾脏，也可以是系统性血管炎多器官受累。GPA 患者常有上呼吸道和肺以及其他部位的坏死性小血管炎，同时或相继出现肾的小血管炎病变，肾间质的单核巨噬细胞浸润较明显，并可形成肉芽肿，患者常血 cANCA/ 抗 PR3 抗体阳性。MPA 患者更常见的是血 pANCA/ 抗 MPO 抗体阳性。当患者同时患有哮喘并嗜酸性粒细胞增多时，需要考虑 EGPA。我国 AAGN 以 MPO 阳性的 MPA 常见，占 80%～90%。发热、紫癜性皮损、关节痛和肌痛是常见临床表现，少数患者可表现为尿检异常或慢性肾脏病（CKD）。如果治疗不及时或缺乏有效治疗，可快速进展至终末期肾病（ESRD）。活检时正常肾小球的比例高（＞50%）是预后较好的指标。AAGN 的治疗分为控制疾病活动性的诱导治疗和预防复发的维持治疗。治疗方案的制订应根据肾脏和肾外脏器活动性、严重程度及并发症情况，并结合肾脏病理分型及 ANCA 类型优化治疗方案。

中医认为，根据 ANCA 相关性肾炎所表现的临床表现，可将其归于中医学所说的“血尿”“水肿”“腰痛”“虚劳”“肾衰竭”等范畴。ANCA 相关性肾炎是由于先天禀赋不足，复因饮食失节、感受风、寒、湿、毒邪等致脾胃之气损伤；后天无以补益先天，脾肾亏虚，运化失司导致水湿内蕴，日久酿生湿浊，浊毒留于机体，气机不畅而致瘀血内阻。因此刘旭生教授认为本病病机错综复杂，既有正气的亏虚，又有实邪蕴阻，属虚实交杂之证，且提出“补益脾肾、调节免疫”的治疗原则。

二、现代医学诊断要点和治疗

（一）诊断要点

1. 临床表现

AAGN 主要表现为肾脏损害和肾外损害。肾脏损害主要表现为血尿（活动期多表现为血尿，但多为镜下血尿，可见红细胞管型；缓解期患者血尿消失）；蛋白尿（多有程度不等的蛋白尿）；肾功能损伤（肾功能受累常见，半数以上表现为急进性肾小球肾炎，少数患者可有少尿和高血压。肾外表现为不规则发热、皮疹、关节痛、肌肉痛、体重下降、腹痛和消化道症状等小血管炎症状；同时肺是除肾脏外最易受累的器官。肺出血占小血管炎患者的 30%～50%。肾与肺受累严重程度一致。表现为哮喘、血痰或咯血，X 线示肺泡出血征象，患者可有严重的呼吸困难，甚至呼吸衰竭，患者可死于咯血。除可累及下呼吸道外，也常侵犯上呼吸道引起鼻窦炎等；肾外表现还有耳受累，出现耳鸣、中耳炎、神经性听力下降；眼受累表现为虹膜睫状体炎、巩膜炎、葡萄膜炎等。生殖系统受累可表现为睾丸炎。

2. 常规实验室检查

血常规（多有正细胞正色素性贫血，白细胞、血小板、嗜酸性粒细胞可增高）；尿常规（镜下以畸形红细胞为主，可伴红细胞管型，伴程度不等的蛋白尿）；血液检查（红细胞沉降率增快，≥100mm/h），C 反应蛋白可呈阳性，γ 球蛋白增高，类风湿因子阳性。ESR 和 CRP 与病情活动相关。肾功能不同程度损伤（血肌酐、尿素氮升高）。

3. ANCA 的检测

临床怀疑 AAV 和 AAGN 时都应采用间接免疫荧光（IIF）和酶联免疫吸附测定法（ELISA）检测 ANCA 类型。抗原特异性的免疫学方法检测 PR3-ANCA 和 MPO-ANCA 可以作为可疑 AAV 和 AAGN 的 ANCA 筛查方法。c ANCA（胞质型 ANCA）阳性多见于韦格纳肉芽肿（WG），靶抗原为蛋白酶 3（PR3）；p ANCA（环核型 ANCA）阳性多见于显微镜下多血管炎（MPA），靶抗原为髓过氧化物酶（MPO）。

4. AAGN 的检测

临床怀疑 AAGN，建议行肾活检明确诊断及评估肾脏病变活动性和严重程度；疾病复发累及肾脏时，也建议行肾活检进一步评估。

5. AAGN 的病理类型

AAGN 的病理分型采用 EUVAS 制订的病理分型标准，该标准根据正常肾小球、细胞性新月体及硬化肾小球比例将 AAGN 的肾脏病理分为局灶型（定义为≥50% 肾小球正常）、新月体型（定义为细胞性新月体≥50%）、硬化型（定义为≥50% 肾小球硬化）和混合型（定义为不属于以上 3 种类型，即细胞性新月体＜50%、肾小球球性硬化＜50% 和正常肾小球＜50%）。

6. 活动性评估

推荐采用伯明翰血管炎活动度评分（BVAS）和血管炎损伤指数（VDI）分别来评估 AAV 的活动性和不可逆的慢性损伤。根据临床和组织学特征评估全身脏器的活动性和损伤程度。AAV 活动度评估的实验室标志：以下实验室检查也可以用于疾病活动度评估，尿沉渣可反映肾脏病变的活动性；急性期反应物包括红细胞沉降率（ESR）和 C 反应蛋白（CRP）可以作为 AAV 活动的佐证，但缺乏特异性。以 ANCA 水平评估 AAV 活动性或疾病复发仍有争议。

（二）现代医学治疗

1. 起始治疗

KDIGO 指南建议，以糖皮质激素联合环磷酰胺 / 利妥昔单抗作为新发 ANCA 血管炎 / 相关性肾炎的起始治疗方案。目前，糖皮质激素联合环磷酰胺的证据最多。此方案与高缓解率相关，但长期暴露会增加不良事件的发生风险，包括不孕、感染和恶性肿瘤。此外，口服和静注环磷酰胺的疗效无显著差异。此外，利妥昔单抗更适用于复发性或 PR3 ANCA 阳性的患者，环磷酰胺首选重度肾衰竭患者。不过，美国风湿病学会 ANCA 指南委员会认为利妥昔单抗治疗 ANCA 相关血管炎的疗效优于环磷酰胺。对于有重要器官 / 危及生命的活动性血管炎且肌酐＞5.7mg/dL 的患者，除了血浆置换治疗外，也应接受糖皮质激素联合环磷酰胺治疗。该人群的维持性治疗的一线用药为利妥昔单抗，二线为硫唑嘌呤。对于肾小球滤过率（GFR）快速下降，且肌酐＞4.0mg/dL 的患者，应首选糖皮质激素联合环磷酰胺治疗，也可考虑利妥昔单抗联合环磷酰胺。停止透析且无肾外临床表现的患者，应在 3 个月后停止免疫抑制治疗。对于需继续透析，且无肾外临床表现的患者，应在 6 个月后停止免疫抑制剂治疗。

2. 维持治疗

缓解后，使用利妥昔单抗或硫唑嘌呤联合小剂量糖皮质激素进行维持治疗。若患者接受利妥昔单抗的维持治疗，应每 6 个月监测血清免疫球蛋白；若接受硫唑嘌呤的维持治疗，则应定期监测硫嘌呤甲基转移酶活性，以识别有骨髓抑制风险的患者。同时监测皮肤癌、全血细胞计数和肝功能。环磷酰胺诱导后，应使用硫唑嘌呤联合小剂量糖皮质激素或利妥昔单抗（单药或与小剂量糖皮质激素联合）进行维持治疗。目前，其他指南推荐利妥昔单抗维持性治疗时间应＞2 年（24 个月），且已有研究显示治疗时间＞46个月可以降低患者的复发风险。若患者出现复发，且危及生命或重要器官，则最好使用利妥昔单抗治疗。在治疗疾病复发方面，利妥昔单抗优于环磷酰胺。但如果复发间隔较短（利妥昔单抗治疗达到缓解后不到6个月），则可使用环磷酰胺或吗替麦考酚酯（MMF）。

3. 特殊情况

对于难治性ANCA相关性血管炎/肾炎，可增加糖皮质激素；若使用过环磷酰胺诱导，则加用利妥昔单抗，反之亦然。此外，还可考虑血浆置换。对于难治性患者，应重新评估最初诊断、依从性以及患者是否患有其他血管炎，以及是否有药物和恶性肿瘤的影响。此外，静脉注射免疫球蛋白，中和ANCA可以作为难治性ANCA相关性血管炎/肾炎的辅助治疗手段。患者完全缓解≥6个月后，才能接受肾移植。ANCA阳性不是推迟肾移植的理由。

三、中医治疗

刘旭生教授认为，在ANCA相关性肾小球肾炎的防治中，中西医治疗各有优缺点。中医药可缓解临床症状，增强体质，但对于抑制局部免疫炎症反应效果欠佳；而西医运用免疫抑制剂对减轻肾脏免疫炎症损伤有确切的疗效，但长期、大量地使用免疫抑制剂及细胞毒药物会减弱机体的免疫能力，容易诱发感染或使体内潜在感染灶扩散，这是本病复发及加重的重要因素。刘旭生教授认为最佳的方案是将中西医治疗方法结合起来，取长补短，达到增效减毒的目的。针对本病的中西医病因病机，提出补益脾肾、调节免疫的治疗原则。一方面强调补益脾肾以扶助正气，增强抗病能力，缓解临床症状；另一方面着重调节异常的免疫反应，既要恢复黏膜免疫屏障的正常功能，加强病原体抗原的清除能力，又要抑制体液免疫与细胞免疫的过度活化，减轻局部炎症反应，保护受损的肾组织。

在这一原则的指导下运用黄芪、党参、白术、菟丝子、山药等以补益脾肾、增强免疫力为主的药物。黄芪为扶正固本的常用中药，传统中医学认为其具有补气升阳、益卫固表、利水退肿的作用；黄芪主要含有皂苷类、黄酮类、多糖类化合物。现代药理研究认为其具有抗病毒、增强免疫功能、抗菌的作用。菟丝子为一种种子类药，质重而沉降，入脾肾气分；种子兼具封藏及生发之特性，故既能补益，又能固精；其性温质润，为体阴用阳之妙药。从现代药理学角度来说，菟丝子不仅具有免疫调节及清除超氧阴离子自由基的作用，还能改善射线造成的肾近曲小管的纤维增生及线粒体损伤，提高肾内羟化酶活性，因此可用于保护肾功能，对抗长期、大量使用糖皮质激素所引起的骨质疏松及肾上腺皮质功能不全，减轻激素的不良反应。

另外，由于ANCA相关性肾小球肾炎是一类以肾脏受累为主要表现的小血管炎性自身免疫性疾病，免疫紊乱是该病的主要病机，除了最经典的治疗方法即糖皮质激素联合细胞毒药物之外，一些重要的现代药理研究显示一些中药具有激素和免疫抑制剂样作用，同样可以达到调节免疫、延缓疾病进展的目的，如雷公藤制剂、昆仙胶囊、昆明山海棠片等，同时中药汤剂中可同时选用具有类似作用的药物，如苦参、黄芩、穿心莲、蛇床子、山豆根、穿山龙、夏枯草、天花粉等，可抑制体液及细胞介导的免疫反应，使病变减轻。

四、经典医案

徐某，女，54岁，2020年11月26日因“疲倦纳差1月”初诊。患者1个月之前开始出现疲倦乏力，纳差，无恶心呕吐，消瘦，体重下降，遂去当地医院就诊，查血红蛋白48g/L，血肌酐波动于320～470μmol/L，尿常规显示尿潜血++，尿蛋白±，24h尿蛋白定量为580mg/24h，泌尿系彩超提示双肾脏符合慢性肾脏病改变，胸部X线片提示未排除肺结核。诊断为慢性肾衰竭，予以护肾排毒、输血等对症处理，疲倦、纳差症状改善不明显。患者为求进一步系统诊治，遂至刘旭生教授门诊就诊，查血肌酐上升至685μmol/L，诊断为CKD5期，建议其入院系统诊治。患者既往有强直性脊柱炎，间断口服止痛药物，现腰部活动受限，否认其他病史。

初诊时患者神清，面色苍白无华，倦怠乏力，纳差，恶心欲呕，稍腹胀，无腹泻，时有咳嗽咳痰，痰中带血丝，眠可，尿量可，尿色淡黄，夜尿1～2次，大便少，舌淡嫩，边有齿印，苔薄白微腻，脉沉细滑。体格检查：血压158/84mmHg，贫血貌，形体消瘦，甲状腺不大，心率95次/分，律齐，双肺呼吸音粗，可闻及少量湿啰音，腹平软，全腹无压痛反跳痛，腰椎生理曲度消失，肝肾区无叩击痛，颜面及双下肢无浮肿。查血常规显示血红蛋白58g/L，血小板计数411×10^9/L；尿常规显示尿潜血+++，尿蛋白－，镜检下尿红细胞计数为126个/μL；血肌酐为890μmol/L；C反应蛋白78mg/L，降钙素原0.917ng/L；ANCA组合MPO（+），P ANCA（+）；胸部X线片显示双肺多发渗出，左肺上叶为著，考虑为肺泡积血。综合患者的病史、症状、体征和辅助检查，诊断为ANCA相关性肾炎。西医治疗上，予以血液透析，同时采用甲泼尼龙（甲强龙）（0.5g/d，3d）联合环磷酰胺（0.4g/d，2d）冲击治疗，后改为足量激素抑制免疫，同时予降血压、纠正贫血、抗感染、提高免疫力等对症处理。中医诊断为肾衰竭，刘旭生教授辨证为脾虚湿蕴，以健脾渗湿、降逆止呕为法，予以吴茱萸热敷胃脘部以温中理气。拟方如下：

法半夏15g，茯苓15g，藿香15g，紫苏叶15g，陈皮10g，生姜10g，黄连5g，炒麦芽30g，甘草5g。

二诊（**2020年12月25日**）：患者已完成激素及环磷酰胺冲击治疗，精神好转，疲倦症状明显减轻，胃纳改善，无咳嗽咳痰，无咯血，无恶心呕吐等不适，颜面潮红，易兴奋，尿量可，大便成形，日一行，舌暗红，少苔，脉滑数。复查血常规显示血肌酐689μmol/L，尿红细胞78.86个/μL，血红蛋白75g/L，C反应蛋白19.6mg/L。辨证考虑为脾肾气阴两虚血瘀。

拟方如下：

太子参 20g，黄芪 20g，山药 15g，茯苓 15g，女贞子 15g，陈皮 10g，蒲公英 15g，熟地黄 15g，菟丝子 15g，丹参 15g，桃仁 10g，甘草 5g。

以此方案连服 1 个月，患者精神转佳，疲倦乏力消失，胃纳正常，门诊维持规律血液透析，激素规律减量，每月定期返院行环磷酰胺冲击治疗。中药继续守前法治疗，随症加减黄芪、党参、芡实、白术、蒲公英、牛膝、蛇床子、穿山龙等品。

三诊（2021 年 11 月 20 日）：醋酸泼尼松已减量至停用，环磷酰胺累积剂量 8g。患者精神可，面色红润，劳累后易疲乏困倦，有时腰膝酸软，余无不适，纳眠可，尿量可，大便调，舌淡暗，苔白微腻，脉沉细。多次复查 MPO（−），P ANCA（−），CRP 正常，胸部 CT 提示肺泡积血消失。考虑激素免疫抑制疗程已足，予以停用，因肾功能无法恢复，继续门诊维持规律血液透析治疗。嘱患者无不适时可停服中药汤剂。食疗方面，可予党参 20g，百合 20g，薏苡仁 20g，黄芪 20g，炖鸡（1/4 只）服用，或者以芡实、薏苡仁煮粥保健调养。

五、日常调养

除了药物的治疗之外，在平常的生活当中，刘旭生教授还特别重视日常饮食调护，他常说长病与高年病，大要在保全胃气，保全胃气在食不在药，倘其力能食时，宁可因食而废药，不可因药而弃食。此乃对饮食疗法重要性的论述，脾胃为后天之本，气血生化之源，五脏六腑皆禀气于脾胃。脾胃一虚，诸脏皆无生气。当患者经治疗后处于病情稳定，激素缓慢减量至完全停用或长期小剂量服用的阶段时，可停服中药，改为饮食治疗。常用黄芪、芡实、薏苡仁、百合等食材，既可煲汤，亦可煮粥，根据患者饮食爱好煎煮，此亦为补益脾肾、固涩肾精之法，取材方便，更容易被患者所接受。

第十四节

肾淀粉样变性

一、疾病概述

淀粉样变性（amyloidosis）是一类由于“淀粉样物质”在全身或局部组织、器官沉积，引起相应脏器结构和功能损害的疾病。肾淀粉样变性是系统性淀粉样变性的一种常见表现。相关的肾功能障碍是发病率和死亡率的重要原因，在＞35 种已知易发生错误折叠并形成淀粉样原纤维的结构和功能异质性蛋白质中，许多对肾脏有偏好。其中包括免疫球蛋白轻链（AL）或重链（AH）或两者兼而有之（AHL）、血清淀粉样蛋白 A（AA）、白细胞趋化因子 2（ALECT2）、载脂蛋白（AApo）AIV 以及几种遗传性淀粉样变性形式的突变蛋白。肾淀粉样变性在肾活检中的总患病率为 1.6%。在美国，AL 是肾淀粉样变性最常见的原因，其次是 AA。我国尚无确切的发病率数据，从肾活检资料看，约占继发性肾脏病患者的 4%。AL 型淀粉样变性多见于老年人，诊断中位年龄为 60 岁，男性患者比例略高于女性。肾淀粉样变性患者的临床表现取决于淀粉样蛋白的类型、淀粉样蛋白在肾内沉积的位置和数量以及肾外受累的程度。肾淀粉样变性最常见的表现为蛋白尿，其范围从轻微的肾病到严重的肾病，取决于肾小球受累的程度。在极少数情况下，淀粉样蛋白累及肾小管会导致范可尼综合征或肾性尿崩症。临床上，超过 75% 的肾淀粉样变性患者表现为外周水肿；这是由于肾病综合征、肾功能衰竭、心力衰竭或这些因素的综合作用。低血压常见于自主神经功能障碍或晚期心力衰竭患者，可导致进行性肾功能障碍。

如果不进行治疗，肾淀粉样变性最终将导致大多数患者出现终末期肾病（ESRD）或死亡。肾淀粉样变性的患者一经确诊，应按照预后分期、受累脏器功能、体能状况及可获得的药物尽早开始治疗。治疗目标是降低体内单克隆免疫球蛋白的水平，阻止淀粉样蛋白在重要脏器的进一步沉积，减轻或逆转淀粉样蛋白沉积导致的器官功能障碍。

由于肾淀粉样变性是现代医学的病理概念，故中医学文献中没有对该病的直接记载和论述。但是依据其主要的临床表现可将其归属于中医学“水肿”“虚劳”等范畴。中医学认为，本病以脾肾功能失调为重心，阴阳气血不足，尤其阳气不足乃病变之本；以水湿、湿热、瘀血阻滞为病变之标，表现为虚中夹实之证；而且易感外邪，也常因外感而加重病情，如病情迁延，正气愈虚，邪气愈盛，日久则可发生癃闭、肾衰竭等病。

二、现代医学诊断要点和治疗

（一）诊断要点

淀粉样变性的临床表现缺乏特异性，有下列情况时，应考虑肾脏淀粉样变性的可能：

（1）既往健康，40 岁以上的患者新近发生蛋白尿或肾病综合征，尤其是同时出现其他器官受累时。

（2）慢性感染性疾病或类风湿性关节炎的患者发生蛋白尿或肾病综合征。

（3）多发性骨髓瘤或其他恶性肿瘤患者发生大量蛋白尿。

（4）血、尿中存在单克隆免疫球蛋白。

（5）肾脏活组织光镜及电镜检查是公认的淀粉样变性诊断金标准。

（二）现代医学治疗

肾淀粉样变性的治疗因淀粉样蛋白的类型而异。最佳管理通常结合针对淀粉样蛋白形成过程的治疗和支持性管理。治疗的目的是减少淀粉样蛋白负荷，限制进一步的肾损伤，维持或改善肾功能，肾脏反应通过肾功能（血清肌酐、估计肾小球滤过率）和蛋白尿的变化来衡量。

应密切监测肾淀粉样变性患者的肾功能、蛋白尿、血压和容量状态。通常需要袢利尿剂和噻嗪类利尿剂来控制容量，同时限制盐分和液体。临床医生应注意重度蛋白尿和低白蛋白血症情况下的利尿剂耐药性。除非有禁忌证，否则应使用血管紧张素转换酶抑制剂或血管紧张素受体阻滞剂来减少蛋白尿。自主神经功能障碍和心力衰竭患者可发生体位性低血压，可因利尿和肾素 - 血管紧张素 - 醛固酮系统阻断而加剧。由于血流动力学的改变或潜在的淀粉样变或其治疗的结果，肾功能可能恶化。对于患有慢性肾病（CKD）的患者，有必要处理 CKD 相关并发症并密切监测肾功能，以确定是否需要进行肾脏替代治疗。

三、中医治疗

肾淀粉样变性临床主要表现为肾病综合征，以水肿为多见，属于中医学“水肿”“虚劳”等范畴，《景岳全书·肿胀》云：“凡水肿等证，乃脾、肺、肾三脏相干之病，盖水为至阴，故其本在肾。”刘旭生教授认为其核心病机是因虚致损，即肾虚不固、脾虚不运，致使营阴受损。对于肾淀粉样变性的患者，临床多以糖皮质激素治疗，而刘旭生教授认为激素乃大辛大热之品，峻补太阴、少阳之品，大剂量激素长期应用后易伤真阴，耗元气，减量停用后，患者真元亏虚，肾精不固而重新下泄，造成疾病反复，故在中医治疗方面，治以厚脾土、固真元为关键。

因此，刘旭生教授将辨证辨病相结合，首先当以固真元为主，若症见面部浮肿，形寒肢冷，治以温补肾阳为主，方用右归丸加减；若病至后期，患者症见水肿反复发作，精神疲惫，腰酸，口干口苦，舌质红，脉细弱等，乃肾阳久衰，阳损及阴，出现肾阴亏虚之象，故方用左归丸加减以滋补肾阴。其次，治疗上不忘厚脾土，善用山药补脾养胃，滋肾养阴；茯苓健脾渗湿；白术和中益气，健脾利水；薏苡仁健脾消肿，利水消肿等。

在治疗肾淀粉样变性时，刘旭生教授多用雷公藤替代西医免疫抑制剂，雷公藤是目前研究最为成熟的重要免疫抑制剂代用品，当其他免疫抑制剂无效时，改用或配用雷公藤可能有效，但雷公藤也具有一定的毒副作用，因此在应用雷公藤这一药物时，随着患者的症状得以改善，适当地减少用药剂量。

四、经典医案

陈某，女，58岁，因“反复乏力伴活动后气促近1年，双下肢浮肿2月余”于2022年10月8日入院。患者因“乏力、活动后气促，双下肢浮肿”在2015年5月曾至外院就诊，查24h蛋白尿波动在3.2～4.3g，血白蛋白17.17g/L，血清游离轻链λ 59.9mg/L；轻链κ 8.68mg/L；尿液游离轻链λ 45.9mg/L，轻链κ 66.8mg/L，行肾穿刺活检后病理符合淀粉样变肾损害（AL型）。入院前已予以激素+沙利度胺（反应停）控制原发病治疗约2个月后效果不佳，为求中医治疗入院。入院症见精神疲倦，双下肢浮肿，活动后气促，纳差乏力，畏寒眠差，小便可，尿中夹泡沫，长期便秘，7～10日1次。舌淡暗，白腻，脉沉细。实验室检查：尿蛋白3+，尿蛋白-肌酐比值4.45g/g；血免疫球蛋白轻链κ 1.17g/L，血免疫球蛋白轻链入 0.7g/L；尿免疫球蛋白G 78.7mg/L，尿免疫球蛋白轻链κ 22.5mg/L，尿免疫球蛋白轻链λ 20.6mg/L，尿β微球蛋白2.11mg/L，尿白蛋白2 320mg/L，尿α1微球蛋白21.6mg/L，尿转铁蛋白158mg/L；尿转铁蛋白158mg/L；24h尿蛋白2344mg。

中医诊断为水肿（脾肾阳虚，湿热瘀阻），治以温补脾肾，清热利湿活血化瘀。拟方如下：

桂枝15g，肉桂2g（后下），茯苓皮30g，黄芪60g，陈皮5g，金樱子20g，甘草3g，泽兰15g，桃仁10g，赤芍15g，淫羊藿20g，玉米须20g，黄柏15g，有瓜石斛15g。配合参麦注射液、三芪口服液及加味阳和汤颗粒。2022年10月15日查房，患者仍诉乏力，纳差，双下肢浮肿、气促较前减轻，时有腰酸腰痛，稍畏寒，便秘。舌暗红，苔干，脉沉细，尺脉弱。

柴胡15g，桂枝15g，干姜30g，龙骨30g，牡蛎30g（先煎），茯神30g，白术60g，炙甘草15g，红参30g，磁石30g（先煎），大枣10g，肉苁蓉 20g，桃仁 10g，黄芩 10g，砂仁 10g（后下）。

2020 年 10 月 22 日，患者精神可，乏力纳差、畏寒均好转，双下肢轻度浮肿，无气促、腰酸腰痛，眠可，二便调，予以出院，出院后继续予以原方加减治疗。

第十五节

间质性肾炎

一、疾病概述

间质性肾炎（IN）是由多种病因引起的一组临床病理综合征，其临床主要表现为肾功能不全，病理损伤主要累及肾间质和肾小管，伴或不伴轻微的原发性肾小球或肾血管损伤。根据发病的急慢程度不同和病理改变不同可分为急性和慢性两种。

急性间质性肾炎（AIN）起病急骤，临床表现有急性感染的症状，或过敏反应症状，或其他原发疾病症状；有血尿或不同程度的肾功能损害，甚者出现急性肾衰竭；有肾小管功能不全表现，如多尿、夜尿、低渗尿、肾性糖尿、氨基酸尿、磷酸盐尿等，24h 尿蛋白定量常在 2g 以下。主要病理改变表现为肾间质炎性细胞浸润。常见的诱因为药物和感染，它也可以由自身免疫性疾病或其他全身性疾病（如系统性红斑狼疮、干燥综合征、结节病），以及肾小管间质性肾炎葡萄膜炎综合征等疾病引起。其中以感染和药物过敏引起者较多见。发病机制主要是感染、药物所引起的免疫反应导致肾小管及间质损害。感染的致病菌或其毒素可直接破坏肾组织，也可在肾组织内作为抗原刺激浆细胞产生抗体或发生迟发性过敏反应，从而造成肾小管及间质损害；药物所致的急性间质性肾炎的发病机制可能与机体对药物的高度敏感有关，是体液和细胞免疫共同引起的肾间质免疫性炎症损伤，多种免疫机制参与了其发生和发展过程，其中细胞免疫起主要作用。

慢性间质性肾炎（CIN）主要表现为肾小管功能异常及进展性慢性肾衰竭，临床上主要表现为肾小管性小分子蛋白尿，少量细胞及管型，口干多饮或食欲减退、恶心呕吐、贫血，或肌无力、麻痹、软瘫，或尿频、尿急、尿痛等症状和体征。

导致慢性间质性肾炎的原因很多。① 药物相关：常见的致病药物主要是解热镇痛类药、重金属、含马兜铃酸类中草药、环孢素或他克莫司等免疫抑制剂，以及锂制剂；② 代谢异常：常见有高尿酸血症、低钾血症和高钙血症；③ 免疫相关：自身免疫性疾病，如干燥综合征、系统性红斑狼疮血管炎等，肾移植慢性排异，以及抗结核性脑膜炎；④ 伴有膀胱输尿管反流、尿路梗阻等复杂性慢性肾盂肾炎。病理表现为不同程度的肾小管萎缩、肾间质炎性细胞浸润及纤维化病变。

据其临床表现，急性间质性肾炎当属于中医学“淋证”“腰痛”“关格”“尿血”等范畴。由于感受湿、热、毒之邪，蕴结三焦，伤及脏腑，阻滞气机致肾失开阖，膀胱气化失司，脾胃升降失调；或为素体虚弱，有害物质中毒，损伤肾脏，脾肾亏虚，气阴两伤而发病。

慢性间质性肾炎当属于中医学“劳淋”“腰痛”“肾劳”“消瘅”等范畴。由于外邪屡犯，尤其以湿热为主；或毒物伤肾；或禀赋不足，体质薄弱使肾气日渐受损而致本病发生；病机为本虚标实。

二、现代医学诊断要点和治疗

（一）诊断要点

1. 症状与体征

（1）急性间质性肾炎

症状　其典型表现为肾功能突然减退，通常见于既往无症状、刚刚经历一种疾病或开始一种新的药物疗法的个体。临床主要表现为少尿性或非少尿性急性肾功能衰竭。自觉症状可有发热、畏寒、全身不适及肾区胀痛、叩击痛。因感染引起的 AIN 常有发热和局部症状，药物引起的常有过敏表现，如斑丘疹、发热或嗜酸性粒细胞增多等。

体征 发热，皮疹，腰痛，关节痛，腹痛，淋巴结肿大。

（2）慢性间质性肾炎

症状 一般在早期相当长时间内无临床症状，除非筛查或体检时发现尿检异常或血清肌酐水平增高。当有临床症状时，可出现原发病的系统症状或非特异性肾功能衰竭症状。

体征 腰酸腰痛，水肿，高血压，贫血。

2. 辅助检查

（1）急性间质性肾炎

① 尿常规：微量蛋白尿。

② 尿蛋白定量：多数 24h 尿蛋白定量不超过 2.0g，但非类固醇抗炎药物所致者 24h 尿蛋白定量可大于 3.5g。

③ 尿放免试验：以尿 β_2 微球蛋白增多为主，一般均大于 1000ng/mL，而白蛋白及 IgG 增加不显著。

④ 尿渗量试验：尿液比重降低，禁水 12h 后尿渗量浓度小于 500～600mOsm/(kg · H_2O)。

⑤ 滤过钠分数测定：尿钠排泄量增加，滤过钠分数大于 1% 可考虑诊断为本病。

⑥ 血生化肾功能测定：肾功能减退，血肌酐、尿素氮异常升高，并可出现难以纠正的酸中毒，二氧化碳结合率明显下降，还可以引起各种类型的电解质紊乱，特别是低血钾或高血钾。

⑦ 血气分析试验：常伴有近端肾小管酸中毒，HCO_3^- 滤过排泄分数较高。

⑧ 免疫球蛋白测定：部分急性间质性肾炎血清 IgE 升高。

⑨ 肾穿刺活检病理诊断：其病理因致急性间质性肾炎的原因不同而

不同。如细菌感染所致者镜下可见肾间质充血水肿，大量白细胞浸润，并浸入肾小管，管腔内大量脓性渗出物充填，严重者有小脓肿形成；药物过敏所致者光镜下可见肾间质有弥漫或多灶状淋巴细胞、单核细胞浸润，伴有多少不等的嗜酸性粒细胞和中性粒细胞浸润，有时可见上皮样细胞肉芽肿、肾小管不同程度的退行性变，乃至坏死和再生。

（2）慢性间质性肾炎

① 尿常规：多数呈少量蛋白、白细胞尿，常无颗粒管型和红细胞，还可测出尿糖、氨基酸等。

② 24h 尿蛋白定量：多数 24h 尿蛋白定量不超过 2g，且常＜0.5g。

③ 尿液聚丙烯酰胺凝胶电泳试验：以低分子区带为主，以尿 β_2 微球蛋白异常增多为主，测定值大于 1000ng/mL 有助于诊断。

④ 血尿渗量试验：尿液比重降低，禁水 12h 尿渗量浓度小于 500～600mOsm/(kg·H_2O) 者提示有肾小管浓缩功能障碍；若尿液血浆的渗透量比值经常相等（Vosm/Posm=1），则提示肾脏的浓缩与稀释功能严重损害。

⑤ 血生化：血肌酐、尿素氮异常升高，二氧化碳结合率明显下降，有低血钠、低血氯、低血钾或高血钾等电解质紊乱。

⑥ 血气分析试验：慢性间质性肾炎若 HCO_3^- 减少、BE 呈负值、pH 值下降，则为肾小管酸中毒的基本指征。

⑦ 静脉肾盂造影：双侧肾脏大小不等，肾外形不规则，肾盏变形或肾乳头缺损时，应考虑慢性间质性肾炎的可能。

⑧ 肾穿刺活检病理诊断：光镜下的特征性表现是肾间质广泛纤维化，肾小管有不同程度的萎缩、坏死、增生、肥大，基底膜增厚，呈现典型的肾间质慢性炎症过程。

（二）现代医学治疗

1. 急性间质性肾炎的治疗

（1）去除病因　停用可疑药物；合理应用抗生素治疗感染性 AIN。

（2）支持疗法　对症治疗。若为急性肾衰竭，合并高钾血症、肺水肿等肾脏替代治疗指征时，应行血液净化支持治疗。

（3）肾上腺皮质激素　对于非感染性 AIN，泼尼松 30～40mg/d，肾功能多在用药后 1～2 周内改善，建议使用 4～6 周后再缓慢减量。用药 6 周无效，提示病变已慢性化，继续治疗无进一步受益，可停用类固醇激素。

2. 慢性间质性肾炎的治疗

应积极去除致病因素，如停用相关药物，清除感染因素，但由于 CIN 起病隐匿，发现时多已呈现以肾脏纤维化为主的慢性化且不可逆损伤，去除致病因素常已经不能奏效。此时，治疗多以对症支持治疗为主：纠正电解质紊乱和酸碱平衡失调；补充 EPO 纠正肾性贫血，控制高血压。

三、中医治疗

（一）辨证论治

急性间质性肾炎

1. 热毒炽盛

【证候特点】寒战高热，腰部疼痛，小便短赤，热涩不利，头痛神昏，口干喜饮，脉弦滑数，舌质红绛，苔多黄燥；或伴皮肤斑疹隐隐，或伴皮肤黄染，或伴腹胀腹痛，恶心呕吐，大便秘结，或伴关节疼痛等。

【治法】清热解毒，凉血化斑。

【代表方剂】清瘟败毒饮加减。

【基本处方】生石膏 30g，生地黄 309，赤芍 10g，玄参 10g，水牛角 159，栀子 10g，黄芩 10g，知母 10g，牡丹皮 10g，连翘 15g，竹叶 10g，猪苓 30g，甘草 3g。

2. 湿热蕴结

【证候特点】腰痛，小便黄赤，溲短尿浊，尿频，尿急，尿痛，渴不思饮，舌质微红，苔黄腻，脉滑数，或伴发热恶寒，或伴便溏不爽。

【治法】清热利湿，泻火通淋。

【代表方剂】八正散加减。

【基本处方】瞿麦30g，萹蓄20g，通草6g，石韦15g，滑石30g，生地黄30g，黄柏10g，白茅根30g，车前草30g，墨旱莲30g，栀子10g，大黄5g。

3. 阴虚火旺

【证候特点】腰酸痛，小便短赤带血，头晕乏力，五心烦热，口干喜饮，舌质红，苔薄白或微黄，脉沉细数。

【治法】滋阴降火，凉血止血。

【代表方剂】知柏地黄汤合小蓟饮子加减。

【基本处方】知母10g，黄柏10g，生地黄15g，牡丹皮10g，蒲黄10g，淡竹叶10g，藕节15g，泽泻10g，生山药15g，小蓟30g，滑石20g，栀子10g，山萸肉10g。

4. 脾肾两虚

【证候特点】面色无华，神疲乏力，腰膝酸软，腹胀纳差或恶心欲呕，口干多饮，夜尿频多，或小便清长，舌质淡胖，苔薄白，脉沉细无力。

【治法】健脾益肾，补气养血。

【代表方剂】济生肾气丸合四君子汤加减。

【基本处方】熟地黄15g，山萸肉10g，山药15g，牡丹皮10g，附片10g，仙茅10g，淫羊藿10g，党参10g，白术10g，泽泻10g，茯苓30g，炙甘草10g，牛膝15g，车前子20g。

慢性间质性肾炎

1. 湿热留恋，耗伤肾阴

【证候特点】尿热，尿频，尿急，尿痛，或兼有血尿，口干，多饮，夜尿多，腰疲乏力，腰痛，手足心热，舌质红，苔黄燥，脉沉细数。

【治法】滋阴降火，凉血止血。

【代表方剂】知柏地黄丸合小蓟饮子加减。

【基本处方】知母 10g，黄柏 10g，生地黄 15g，牡丹皮 10g，大蓟、小蓟各 15g，淡竹叶 10g，通草 6g，栀子 10g，藕节 15g，滑石 30g，山萸肉 10g，山药 15g，茯苓 15g，泽泻 10g，甘草 10g。

2. 邪毒伤肾，气阴两虚

【证候特点】口干，烦渴，多尿，夜尿，腰痛，乏力，尿赤，发热，舌质红，苔薄白或无苔，脉细数。

【治法】清热利尿，益气养阴。

【代表方剂】清心莲子饮加减。

【基本处方】麦冬 10g，地骨皮 10g，车前子 10g，黄芩 10g，莲子 10g，炙黄芪 15g，人参 10g，茯苓 15g，炙甘草 10g。

3. 肝血不足

【证候特点】头昏乏力，口干不欲多饮，四肢麻木，肢体瘫软，或手足微颤，面色萎黄，形体消瘦，心中悸动，舌质红，苔白，脉细弦。

【治法】养血柔肝，息风定惊。

【代表方剂】三甲复脉汤加减。

【基本处方】生地黄 18g，白芍 18g，麦冬 15g，阿胶 10g（烊化），火麻仁 10g，炙甘草 10g，牡蛎 30g，鳖甲 30g（先煎），龟甲 30g（先煎）。

4. 脾肾阳虚，水湿停滞

【证候特点】头昏乏力，面色萎黄，食欲不振，腰膝酸软，形寒肢冷，小便清长，大便溏软，或下肢浮肿，舌质淡，苔白，脉沉濡细。

【治法】温补脾肾，化气行水。

【代表方剂】金匮肾气丸加减。

【基本处方】附片 10g（先煎），肉桂 6g（焗服），熟地黄 15g，山萸肉 10g，炒杜仲 30g，仙茅 12g，淫羊藿 12g，山药 15g，茯苓 30g，泽泻 10g，牡丹皮 10g，黄芪 30g，白术 10g，牛膝 15g，车前子 15g。

（二）单方验方

1. 急性间质性肾炎 李鳌才用经验方妙六散治疗急性间质性肾炎取得良好疗效，该方由二妙散合六一散化裁而成，其中二妙散清热燥湿，六一散清热利湿，使邪有去路。

2. 慢性间质性肾炎 著名肾病专家陈以平教授自创的金蝉补肾汤能够阻止肾间质损伤，延缓肾功能减退，具有潜在的抗肾脏间质纤维化的临床价值，该方由黄芪、山茱萸、黄精、莪术、蝉花等组成，共奏健脾补肾、活血化瘀之功。

（三）中成药

急性间质性肾炎

1. 滋肾通关丸 成人每次9g，每日2次，口服，小儿酌减。本方滋阴清热，化气通关。用于热在下焦，湿热蕴肾者。

2. 分清五淋丸 每次9g，每日1～2次，口服。本方清热泻火，利水通淋。用于湿热下注，蕴结膀胱者。

3. 八正合剂 成人每次15～30mL，每日3次，口服。本方清热泻火，利水通淋。用于下焦湿热者。

4. 济生肾气丸 每次1丸，每日2～3次，温开水送服。本方温补肾阳，化气行水。用于肾阳不足，肾气虚弱者。

5. 无比山药丸 每次1丸，每日2～3次，温开水送服。本方补肾填精，收摄肾气。用于肾虚精亏者。

慢性间质性肾炎

1. 甘露消毒丹 成人每次6～9g，每日3次，口服，小儿酌减。可清热解毒，利湿化浊。用于湿热内蕴，气化不利者。

2. 无比山药丸 每丸9g，每次1丸，每日3次，口服。可补肾填精，摄纳元气。用于脾肾两虚者。

3. 百令胶囊 每次3粒，每日3次，口服。可补肺肾，益精气。用于肺肾俱亏者。

4. 下消丸 每次6～9g，每日3次，口服。可滋肾健脾，温阳缩尿。用于脾肾阳虚者。

5. 五子衍宗丸 每次9g，每日3次，口服。可健脾固肾。用于脾肾两虚者。

（四）中药外治

急性间质性肾炎灌肠透析 生大黄30g，六月雪30g、煅牡蛎30g煎成300mL，保留灌肠，每日1次。

（五）针灸治疗

【主穴】膀胱俞、中极、阴陵泉、行间、太溪，用泻法或平补平泻法，1日针刺1次或隔日针刺1次。

【配穴】若尿中见血可加血海、三阴交；若少腹满痛可加曲泉；少尿或小便闭塞不通可加阴陵泉、三阴交、膀胱俞、中极，针用泻法。

四、经典医案

胡某，女，28岁，2012年6月2日因“间断发热两月余，发现血肌酐升高12天”入院。患者2012年3月底不慎受凉后，出现发热，体温最高38.9℃，伴鼻塞流涕，咳嗽，咳白黏痰，咳甚咽痛，二便调，间断服用氨酚伪麻美芬片（日夜百服咛）等退热药物及成药（具体不详），症状反复，5月22日曾在至外院就诊，血常规检查显示白细胞$6.7\times10^9/L$，中性粒细胞百分比69.1%，血红蛋白78g/L，血小板$394\times10^9/L$，C反应蛋白46.4mg/L，尿常规显示尿白细胞46.5个/HP，尿糖+++，尿蛋白+；肾功能指标显示血肌酐154μmol/L，自身免疫抗体检查、结核抗体、胸部X线片未见异常，诊断考虑发热（呼吸道感染？），泌尿道感染，肾功能不全，经治疗（具体药物不详）后，患者热退，咳嗽、鼻塞流涕等症状减轻，5月

30 日复查血常规显示白细胞 9.41×10^9/L，中性粒细胞百分比 72.3%，血红蛋白 86g/L，血小板 425×10^9/L，尿常规显示白细胞 +++，尿糖 ++，尿蛋白 ++，肾功能指标显示血肌酐 169μmol/L，泌尿系统 B 超未见异常，腹部 B 超提示脾脏稍大，余未见异常，现为求进一步诊治收入广东省中医院。

症见神清，精神稍疲倦，贫血貌，体温 36.7℃，偶有自觉潮热，稍恶寒，鼻塞流涕，偶有咳嗽，咳少量白黏痰，少许腰酸，无胸闷气促，无腹痛腹泻，无尿频、尿急、尿痛，无皮疹，无明显头痛及关节疼痛，纳眠可，口干，无口苦，舌暗淡，苔白，舌底络脉迂曲，脉沉细略数。

既往有地中海贫血病史，无药物过敏史。

体格检查：咽充血 +，双扁桃体无肿大，未见脓点，心率约 94 次 / 分，律齐，各瓣膜听诊区未闻及明显病理性杂音，双肺呼吸音清，双输尿管行程无压痛，双肾区无叩击痛，颜面及下肢无浮肿。辅助检查：血常规显示白细胞 6.2×10^9/L，中性粒细胞百分比 64.7%，血红蛋白 75g/L，血小板 375×10^9/L；C 反应蛋白 24.8mg/L，血沉 86mm/h。尿常规显示白细胞 ±，尿蛋白 +；24h 尿量 1850mL，24h 尿蛋白总量 501mg；尿液肾功能指标显示 IgGU 31.5mg/L，β-Mg55.5mg/L，α-MU106mg/L。肾功能指标显示血肌酐 175μmol/L，血尿酸 125μmol/L，二氧化碳结合力 16.6mmol/L。痰涂片、细菌培养、中段尿培养阴性，胸部 CT、心电图正常。

西医诊断：① 肾功能不全（急性？慢性？），② 间质性肾病？③ 上呼吸道感染？

中医诊断：① 肾衰竭（气阴两虚血瘀），② 咳嗽（风邪犯卫）。

入院后，刘旭生教授认为，患者青年女性，无特殊慢性病史，病程较短，多次查肾功能异常，泌尿系统 B 超未见异常，考虑急性肾损伤可能性大，患者尿糖阳性（血糖正常），尿蛋白定量较少，尿液肾功能显示小分子蛋白为主，提示肾小管间质受损，结合近期使用多种退热药物等，要注意排除药物引起的急性间质性肾病，嘱患者停服解热镇痛药，慎用肾毒性药物，择期行肾穿刺活检明确诊断。考虑患者表证未解，仍有恶寒，鼻塞流涕，偶有咳嗽、咳痰等症状，表里同病，正气尚存，当先治其表，故先予以疏风解表。拟方如下：

蜜麻黄 15g，苦杏仁 15g，前胡 15g，桔梗 15g，僵蚕 10g，枳壳 15g，蜜百部 15g，莱菔子 15g，防风 15g，荆芥穗 15g，薄荷 10g（后下）。

6 月 7 日，经治疗后患者恶寒、咳嗽流涕诸症缓解，行肾穿刺活检术，结果提示符合急性间质性肾炎。调整方案，西药加用静脉推注甲强龙 20mg/d；中药方面，患者表证已解，仍有精神稍疲，自觉潮热，少许腰酸，纳眠可，口干，无口苦，舌暗淡，苔白，舌底络脉迂曲，脉沉细略数。辨证为气阴两虚血瘀，拟参芪地黄汤加味治疗。拟方如下：

黄芪 15g，太子参 30g，生地黄 15g，淮山药 15g，牡丹皮 15g，泽泻 15g，生山萸肉 15g，茯苓 15g，桃仁 10g。

经治疗后，患者症状好转，精神改善，无发热恶寒，无咳嗽、咳痰，无腰酸、腰痛，纳眠可，二便调，带药出院。6 月 26 日复查肾功能指标显示血肌酐 114μmol/L；尿常规显示尿葡萄糖 +，尿蛋白 +。嘱定期门诊复诊调整激素方案及监测肾功能情况。同时刘旭生教授会酌情选用补脾且可以抑制免疫的中药如黄芪、芡实等；补肾且有激素样作用的中药如杜仲、何首乌、地黄、冬虫夏草及巴戟天等。其他方法可以参考慢性肾小球肾炎一节。

本例患者考虑药物引起的急性间质性肾炎，初诊时伴有恶寒，鼻塞流涕，咳嗽咯白痰等表证，然此时脉象不浮反沉，考虑乃气血不足，无力鼓动之象，此时患者纳眠尚可，二便如常，可见正气尚未完全亏虚，尚可攻表，正如《黄帝内经》所谓：“从外之内而盛于内者，先治其外而后调其内。”故以疏风解表为法拟方，以麻黄、杏仁宣降肺气，桔梗、枳壳一升一降调理气机，荆芥、防风、薄荷疏风，前胡、百部、莱菔子化痰，久病易入络，故加僵蚕加强疏风散结之力。经治疗后表证已解，应当固本，患者神疲、腰酸、舌淡苔白乃脾肾气虚之象，口干、潮热、脉细略数乃阴虚之象，加之久病入络，故可见舌暗、舌底络脉迂曲。辨证当为气阴两虚血瘀，病位在脾肾，乃本虚标实之证。同时，肾穿刺活检结果支持急性间质性肾炎，考虑结合西医激素治疗，一般来说，激素类似于温热之品，易伤阴津，故中药调整为参芪地黄汤加味以益气养阴，兼顾活血，方中以六味地黄汤为底，加入黄芪、太子参、桃仁。现代药理研究表明，黄芪具有一定的免疫调节、降尿蛋白的作用；地黄既能补肾，又有激素样作用；桃仁具有减缓肾间质纤维化的作用，在切合病机的同时，也起到减少激素副作用的功效。

五、日常调养

（一）生活习惯

避免劳累，预防外感，注意个人卫生。慢性间质性肾炎患者还可适当进行太极拳、气功等健身运动，但应避免运动量过大。

（二）饮食调适

宜清淡饮食，多进食新鲜水果、蔬菜，体质虚弱久病者可以滋补；忌食辛辣刺激之品，如葱、姜、胡椒、辣椒等；忌烟酒；忌食温热性食品，如狗肉、羊肉、兔肉、桂皮、八角等。

（三）精神心理调适

生活乐观积极，情绪稳定，避免不良刺激。慢性间质性肾炎是一种慢性疾病，应有长期与疾病斗争的良好心态。

（四）药膳食疗方

1. 冰糖莲子饮 莲子 50g，冰糖 50g。将莲子去心放锅内，加水 1000mL，煎煮 1h，加入冰糖溶解即可。每次 1 碗，每日 2 次，食莲肉喝汤。功能补肝胃，益肾气。

2. 百合绿豆粥 百合 30g，绿豆 50g，大米 100g，白糖 30g。将大米洗净后放锅内，加水 300mL，放入百合、绿豆，用武火烧沸，文火煮 1h，加入白糖拌匀即成。每日当饭食用，早、晚各服 1 次。功能清热解毒，利尿消肿。

第十六节

尿路结石

一、疾病概述

尿路结石是肾脏常见疾病之一，其临床表现及特点取决于结石的大小、部位、梗阻程度及有无继发感染等。患者常常因肾绞痛、发作性血尿为主诉就诊，但也有很多患者可能无症状或症状不典型。典型症状表现为胁腹部、腰肾区阵发性刀割样绞痛，疼痛难忍，辗转反侧，可向下腹部、阴部放射，可伴恶心呕吐、尿频、尿急、尿痛、尿血等。尿路结石梗阻或反复合并感染可并发肾积水、梗阻性肾病及肾衰竭等严重并发症，应引起人们的重视。80% 的尿路结石是钙结石，其中大部分由草酸钙组成，少数由磷酸钙组成。除此之外，还有尿酸结石、磷酸铵镁结石和胱氨酸结石。一个患者可能同时存在一种以上的结石。

本病的发病原因主要有 6 个方面：① 由于体质或疾病的原因致尿中排出某些晶体（如草酸钙、尿酸盐、磷酸盐及胱氨酸等）增多；② 在患病的情况下，作为结石核心的胶体物质在尿中增多；③ 尿液中抑制晶体析出的物质（如焦磷酸盐、枸橼酸盐、镁盐等）不足，致尿中晶体容易析出；④ 各种原因引起尿流缓慢、郁积，尿中晶体容易在该处沉积；⑤ 某些病变（如肾小管性酸中毒）致尿液不能酸化；⑥ 与水源、生活、饮食习惯及遗传因素有关。

尿路结石属于中医学“石淋”“血淋”的范畴。中医认为本病病位主要在肾、膀胱，与肝、脾相关。因感受外邪、饮食不节、情志失调、劳倦过度，致湿热蕴结下焦，尿液受其煎熬，浊质沉淀凝结，日久渐结成石，发为本病。后期移热于肾，日久可伤及肾阴，或过用清利之品，可损伤肾阳。《丹溪心法》指出："诸淋所发，皆肾虚而膀胱生热也。"

二、现代医学诊断要点和治疗

（一）诊断要点

1. 主要症状

本病多发于青壮年男性，除少数无症状外，尿路结石的常见三大症状是疼痛、血尿和排砂石。症状的严重程度主要与结石的形状、大小、部位、对尿路的损伤刺激，以及有无继发感染和梗阻等因素有关。肾结石常见的并发症是梗阻和感染，个别患者合并梗阻可以出现少尿、无尿，甚至发生急性肾功能衰竭或慢性肾功能不全。

（1）无症状结石　部分肾结石患者可以完全无临床症状，甚至在梗阻形成时亦无症状；有些病例则可能有镜下血尿。多因体检或因他病行双肾B超、腹部X线或CT检查时偶然发现结石。

（2）疼痛　可以为钝痛或绞痛，约半数患者有间歇疼痛史，疼痛性质和结石的部位、大小有关。肾结石移行并阻塞于肾盂输尿管连接处，或进入输尿管时，可发生典型的肾绞痛，常在夜间或清晨突然发作。开始时为肋脊角隐痛，逐渐加强至剧痛，沿胁腹的输尿管路径疼痛，可放射至耻骨上和会阴、腹股沟、大腿内侧，常伴有恶心、呕吐。巨大肾结石往往不发生绞痛，而小的结石反而疼痛较重。但是有时疼痛不一定呈典型的肾绞痛，可仅为腰痛或腹痛，易误诊为其他急腹症。必须指出，有时结石移行至输尿管，可以无症状。如结石在肾盂或肾盏，则可表现为慢性隐痛。当痛点下移时，常表示结石向输尿管下端移动。疼痛随着结石的排出可立即消失。

（3）血尿　肾结石疼痛发作时，常伴有肉眼血尿或镜下血尿。无症状的肾结石，如有血尿，则多为轻度镜下血尿。可呈无痛性血尿，亦可无血尿，活动后血尿明显或加重。

（4）其他症状　尿路结石患者尿中可排出砂石，特别是疼痛和血尿发作时，尿内混有砂粒或小结石；尿道口可因结石的通过而发生阻塞和刺痛；尿路梗阻可以引起肾积水，出现上腹部或腰部肿块。

（5）并发症　结石患者易发生尿路感染，可为无症状性细菌尿或有明显的尿路感染症状，可出现尿频、尿急、尿痛，不少病例因尿路感染症状就医，易于与尿路感染混淆，需注意鉴别。若结石引起下尿道急性梗阻，或堵塞独肾患者的健侧输尿管，偶亦可堵塞双侧输尿管而出现急性肾衰的相关症状；急性肾衰、脓肿形成、严重的感染、尿瘘形成、输尿管瘢痕形成和狭窄、尿液外渗、尿脓毒病，以及长期梗阻等原因可以引起慢性肾衰竭。

2. 体征

急性肾绞痛发作期，患者呈急性面容，全身出冷汗、脉搏加快，肋腰点或肋脊点压痛，沿输尿管行程压痛，患侧肾区叩击痛，肠鸣音存在。无并发症的尿路结石患者在发作间歇期体检可无任何阳性体征，合并有肾积水时可以触及肾积水包块；合并慢性肾功能不全的患者可有贫血、高血压等体征。

3. 辅助检查

（1）尿液检查　肉眼血尿或镜下血尿一般出现在肾绞痛急性发作时或发作后；而尿液中白细胞或脓细胞增多则考虑为并发感染，应做尿液 pH 值测定及细菌培养、菌落计数及药物敏感试验。新鲜尿液有时可见结石。

（2）血生化检查　尿路结石患者，尤其是肾结石患者，白细胞计数升高往往提示肾脏或全身感染，红细胞计数一般无异常；血清尿素氮、肌酐可升高，二氧化碳结合力降低，高钾血症或低钾血症，肌酐清除率下降等；高尿酸血症提示痛风素质或高尿酸尿，而高钙血症则有可能预示肾脏漏出性高钙尿症或甲状旁腺功能亢进。

（3）B 超检查　阴性结石或阳性结石均可显影，因此可作为结石检查的首选方法，而且很易探到由于结石梗阻引起的肾积水。超声检查对结石非常敏感，尤其是对于大于 2mm、位于输尿管肾盂结合部或输尿管中段的结石。其缺点是对细小结石常易漏诊，且不能手术定位，另外，在输尿管中下段，直径小于 5mm 的结石也不易检查到。

（4）腹部 X 射线平片 约 90% 的尿路结石可在 X 射线平片上显影，显影的深浅和结石的成分、厚度、大小有关。其中草酸钙结石显影最好，磷酸钙和磷酸铵镁次之，钙化的尿酸盐和胱氨酸又次之，而纯尿酸和胱氨酸结石则很难在腹部平片上显示。

（5）尿路造影 静脉尿路造影（IVP）在早期被作为确定泌尿系结石部位和大小的标准检查，通过肾盂造影能明确结石的位置和整个泌尿道的情况，对了解肾脏的结构和功能亦有一定作用。如结石较小、密度较低而诊断困难时，可进一步做逆行空气或氧气造影，以明确结石的诊断和位置。

（6）放射性同位素肾图 可在肾结石嵌顿阻塞尿路时反映尿路梗阻程度及肾功能损伤程度。

（7）CT 扫描 可明确尿道中积块的性质，鉴别结石、血块或肿瘤。

（8）结石成分分析 如能获得结石，最好进行结石的化学成分分析，以了解结石成分，有助于指导如何预防结石复发。

（二）现代医学治疗

治疗的原则和目的除了解除病痛、保护肾功能外，应尽可能找到并解除病因，防止结石复发。西医治疗主要包括一般治疗、药物治疗和外科治疗。另外，结石的性质、大小、形态、部位不同，以及泌尿道局部各异、患者个体差异等因素也是选择治疗方法及疗效预测的重要影响因素，有的只需多饮水就可以自行排出，有的采用开放性手术也未必能取尽结石。因此，尿路结石的治疗必须要实施个性化治疗或者综合中西医多种治疗方法。

1. 一般治疗

包括多饮水和饮食调节，属于生活调养的范畴，详见生活调养。

2. 药物治疗

药物治疗分为3个方面，即对症治疗、溶石排石，以及预防结石的发生和复发。一般直径在6mm以下、光滑、无尿路梗阻和感染的结石，可先使用保守疗法。直径在4mm以下、光滑的结石，90%可以自行排出。

（1）对症治疗　急性肾绞痛者应给予止痛剂吗啡或哌替啶（度冷丁）并配合解痉药物。合并感染者，做尿细菌培养和药物敏感试验，给予敏感抗生素治疗。因疼痛而呕吐频繁者应补充液体和电解质，酸中毒时可给予碳酸氢钠。

（2）溶石排石　根据已排出或者经手术取出的结石做结石成分分析，决定用药治疗方案。尿酸结石是体内嘌呤代谢紊乱的产物，碱化尿液、口服别嘌醇及饮食调节可起到排石作用。胱氨酸结石的治疗需要碱化尿液，可以口服枸橼酸钾、碳酸氢钠等，使尿液酸碱度维持在7.5以上，能够有效改善胱氨酸溶解度，α-巯丙酰甘氨酸（α-MPG）和乙酰半胱氨酸有溶石作用。卡托普利有预防胱氨酸结石形成的作用。

（3）预防结石的发生和复发　钙结石目前尚无有效药物，其治疗意义主要在于抑制结石的进一步发展和形成。可以通过饮食成分的限制、加用结石形成抑制剂或肠道钙结合剂，最重要的是增加饮水量以预防结石的发生或复发。尿酸结石的防治包括碱化尿液和降低尿液中的尿酸。碱化尿液的目标是使尿液pH值达到6.0～6.5，可以应用枸橼酸钾或碳酸氢钾。如果碱化尿液不能防止结石形成或高尿酸十分明显，则需要减少尿酸的排泄，可以限制饮食中嘌呤的摄入，控制仍不理想时，可加用别嘌醇以减少尿酸的生成。胱氨酸结石的防治除了保持pH值7. 5以上的尿液酸碱度以外，还可以采用青霉胺和硫普罗宁的螯合疗法降低胱氨酸从尿中的排泄量。另外，维生素C亦可使胱氨酸转变为半胱氨酸，以减轻胱氨酸尿。

3. 外科治疗

目前85%的泌尿系结石可以采用体外震波碎石术（extracorporeal shock wave lithotripsy，ESWL），它是所有外科去除结石方法中创伤性最小、最常用的一种方法。ESWL通过X射线或B超对结石进行定位，利用高能冲击波聚焦后作用于结石，使结石裂解。适用于直径大于 7mm 的肾、输尿管上段结石，并发症少，成功率高。经输尿管镜取石是另外一种常用方法，治疗后常需放置输尿管支架以防止输尿管梗阻，易引起患者的不适，适用于有症状的大小在 5～8mm 的输尿管远端结石，其优点是迅速缓解症状。另外，还有经皮肾切开取石术、经皮输尿管切开取石术、开放性手术治疗等多种外科治疗方法，临床现已较少用。

三、中医治疗

对于直径小于 0.7cm 的结石，中医辨证治疗效果较好。尿路结石以下焦湿热为基本病机。湿为阴邪，久则损伤脾肾阳气，或热灼阴伤，故可兼有气虚或阴虚的临床症状。疾病早期多属实证，治疗应以实则泻之为原则，以清热利湿、通淋排石、活血化瘀为法；病之后期则属虚实夹杂之证，治疗应以标本兼治为原则，在清热利湿通淋的同时，或补脾益肾，或滋阴清热，或温阳化气。

（一）辨证论治

1. 下焦湿热

【证候特点】腰部胀痛，牵引少腹，或涉及外阴，小便短数，灼热刺痛，色黄赤或血尿，尿中时夹砂石，或有寒热、呕恶、口苦、汗出，舌红，苔黄腻，脉弦数。

【治法】清热利湿，通淋排石。

【代表方剂】八正散合石韦散加减。

【基本处方】萹蓄 15g，瞿麦 15g，车前子（包煎）15g，金钱草 30g，车前草 15g，滑石 30g（先煎），石韦 15g，冬葵子 15g，鸡内金 15g，海金沙 15g，牛膝 12g，乌药 12g。

【临证加减】发热恶寒者，加金银花、蒲公英以清热解毒；血尿明显者，加白茅根、大蓟、小蓟、茜草等清热凉血；尿道灼热涩痛者，加蒲公英、荠菜、虎杖、珍珠草以清热利湿通淋；腰腹酸痛甚者，加白芍、甘草缓急止痛。

2. 湿热夹瘀

【证候特点】腰酸胀疼痛或刺痛，小腹胀满隐痛，痛处固定，小便淋沥不畅，尿色深红，时夹砂石或夹有瘀块，舌质紫暗或有瘀点，苔黄，脉弦涩。

【治法】清热利湿，活血通淋。

【代表方剂】石韦散合失笑散加减。

【基本处方】石韦 15g，冬葵子 15g，海金沙 15g，车前草 15g，滑石 20g（先煎），金钱草 30g，牛膝 15g，红花 6g，赤芍 15g，王不留行 15g，琥珀末 3g（冲服），蒲黄 15g（包煎），五灵脂 12g。

【临证加减】腰腹胀痛明显者，加青皮、陈皮、厚朴、乌药以行气除胀止痛；若结石锢结久不移动而体质较强者，可加皂角刺、海浮石、桃仁以通关散结排石；若低热、心烦、舌红、脉细数者，加生地黄、女贞子、知母、黄柏等以滋阴降火；若兼见头晕气短、四肢乏力、脉细弱等脾虚气弱者，可加党参、黄芪以补脾排石。

3. 气虚湿热

【证候特点】腰脊酸痛，小便艰涩，时有中断或夹砂石，神疲乏力，脘腹胀闷，纳呆或便溏，舌淡红，苔白腻，脉细弱。

【治法】健脾补肾，利湿通淋。

【代表方剂】石韦散合四君子汤加减。

【基本处方】冬葵子 15g，石韦 15g，鸡内金 15g，车前草 15g，黄芪 30g，白术 15g，党参 15g，茯苓 15g，杜仲 15g，怀牛膝 15g，海金沙 15g，甘草 5g。

【临证加减】腰腹胀痛明显者，加厚朴、木香以行气止痛；血瘀之象明显者，加桃仁、赤芍、蒲黄以活血化瘀；若兼见畏寒肢冷、夜尿频数等肾阳虚表现者，可加肉桂、淫羊藿以温阳益气。

4. 肾阴（阳）不足

【证候特点】腰部酸痛，头晕耳鸣，伴五心烦热，口干咽燥，小便灼热，舌红少苔，脉细数，或伴恶寒肢冷，面色苍白，舌淡苔白，脉沉细。

【治法】肾阴不足者滋阴清热，补肾排石；肾阳不足者温补肾阳，化气排石。

【代表方剂】肾阴不足者用知柏地黄丸加减；肾阳不足者用济生肾气丸加减。

【基本处方】知柏地黄丸加减：生地黄 15g，山萸肉 15g，山药 15g，知母 15g，黄柏 10g，牡丹皮 10g，车前草 15g，海金沙 15g（包煎），女贞子 15g，墨旱莲 15g，泽泻 15g，茯苓 15g，琥珀末 3g（冲服）。济生肾气丸加减：附子 6g（先煎），桂枝 6g，熟地黄 10g，山药 15g，山萸肉 10g，茯苓 15g，牡丹皮 10g，泽泻 10g，菟丝子 15g，怀牛膝 10g，车前子 10g（包煎）。

【临证加减】血尿明显者，加白茅根、小蓟、藕节等凉血止血；血瘀之象明显者，加桃仁、赤芍、蒲黄以活血化瘀；尿少不畅者，加猪苓、金钱草以利尿排石；兼见神倦乏力、便溏纳呆等气虚表现者，加黄芪、党参以益气通淋。

（二）单方验方

1. 猫须草汤 猫须草全草 60g。水煎服，每日 1 剂。其药性寒凉，味甘微苦，能清热利湿、排石利尿，含有挥发油、皂苷，除了利尿作用外，本品还有明显的溶石效果，可用于肾石病结石较大的患者。

2. 桃仁黄芪汤 核桃仁 60g，炙黄芪 30g。水煎服，每日 1 剂。具有溶石功能，可用于肾结石较大者。

3. 溶动排石汤 金钱草 50g，鸡内金、海金沙（包煎）、滑石、牛膝、王不留行各 15g，炮穿山甲、蝉蜕、芒硝（冲服）各 10g。每日 1 剂，水煎 2 次分服。[浙江中西医结合杂志，2005，15（2）：125]

4. 驱尿石汤 三棱、莪术、桃仁、牛膝、泽兰、王不留行各 12～20g，鸡内金、海金沙、车前子、生地黄各15g，枳壳、青皮各12g，金钱草、薏苡仁各30g，再随症加减。每日1剂，水煎服，15天为1个疗程。孕妇及经期禁用，连用3个疗程。[内蒙古中医药，1997，8（3）：5]

5. 三金消石饮　鸡内金、海金沙、金钱草、路路通各30g，车前子、王不留行、泽泻、萹蓄、白芍各15g，猪苓、蒲黄、乌药、瞿麦各10g。配合外治法治疗上尿路结石。每日1剂，水煎服，7日为1个疗程。[中国中西医结合杂志，1996，16（4）：228]

6. 加味三金排石汤　金钱草60g，鸡内金、海金沙各30g，萹蓄、瞿麦各15g，牛膝、车前草各10g，石韦30g，枳壳、乌药各12g。气虚加黄芪、党参，湿热加木通，痛甚加白芍，尿血加蒲黄、白茅根，血瘀加桃仁，便秘加大黄，结石不动加三棱、莪术。每日1剂，15日为1个疗程。[实用中医药杂志，2000，16（1）：19]

7. 复方四金汤　金钱草30g，海金沙6g，郁金12g，金银花15g，石韦12g，生薏苡仁30g，水葱30g，虎杖10g，泽泻10g，延胡索末15g（分冲），三七粉3g（分冲），地锦草15g。每日1剂，连服10日为1个疗程，见效后仍可连服3～6个月，以巩固疗效，防止复发。[中医杂志，1996，16（4）：28]

（三）中成药

1. 排石冲剂　每次1袋（20g），每日3次，开水冲服。可利水，通淋，排石。适用于湿热壅盛型患者。

2. 泌石通胶囊　每次2粒，每日3次，连服1个月为1个疗程。可清热利湿，行气化瘀。适用于气滞或湿热下注所引起的肾或输尿管结石。

3. 双金冲剂　每次1包（25g），每日3次，开水冲服。孕妇忌服，糖尿病患者慎用。可活血散瘀，清热利湿，通淋排石。主要用于上尿路结石，下尿路结石亦可。

4. 尿石通丸　每次7g，每日2次，温开水冲服。可清热祛湿，行气逐瘀，通淋排石。为治疗肾结石、输尿管结石和膀胱结石的要药。

5. 清开灵注射液　40mL配合5%葡萄糖注射液500mL静脉滴注，

每日 1 次，7～14 天为 1 个疗程。可清热解毒，化痰通络，醒神开窍。适用于湿热型患者。

6. 丹参注射液 30mL 配合 5% 葡萄糖注射液 500mL 静脉滴注，每日 1 次，7～14 天为 1 个疗程。可活血化瘀、解痉止痛以促进结石的排出。适用于湿热夹瘀型患者。

7. 黄芪注射液 40mL 配合 5% 葡萄糖注射液 500mL 静脉滴注，每日 1 次，7～14 天为 1 个疗程。可益气固表，利水消肿，托毒排脓，敛疮生肌。适用于气虚湿热型患者。

8. 五淋化石丹 每次 5 粒，每日 3 次。可通淋利湿，化石止痛。适用于气虚湿热型患者。

9. 肾石通颗粒 每次 15g，每日 3 次。可清热利湿，活血止痛，通淋排石。适用于气滞血瘀型患者。

10. 尿感宁颗粒 每次 1 包，每日 3 次。可清热泻火，利水通淋。适用于下焦湿热型患者。

（四）中药外治

中药离子导入法 利用直流电将药物离子通过皮肤或黏膜导入人体治疗疾病的方法。循经推按后 2h 行尿路排石汤离子导入。肾结石及输尿管结石均为仰卧位，将排石汤药液浸湿的药垫连同负极板放置于穴位上（肾结石及输尿管结石为肾俞穴，膀胱结石置于小腹正中），并垫上薄膜及沙袋，正极板则放置于同侧下腹部或阿是穴，必要时可将正、负极上的沙袋用宽布带捆绑。然后通上电流至患者能耐受的程度。每次 25min，每日 1 次。10 天为 1 个疗程，每个疗程后休息 2 天。尿路排石汤为金钱草 20g，海金沙 30g，芒硝 8g，生白芍 15g，牛膝 10g，冬葵子 15g，滑石 30g，石韦 15g，枳壳 15g，生甘草 6g，生鸡内金 15g，鱼脑石 5g。同时可以配合足三里穴位注射黄体酮和内服尿路排石汤，效果更佳。

（五）推拿治疗

手法点穴疗法 医者双手拇指用力点按旋转按摩患者的双侧三阴交

穴，使之酸困麻木，约 1min，患者腰腹绞痛稍缓解后，再令患者俯卧或侧卧，医者双手拇指分别按摩患者双侧肾俞穴，然后沿腰椎棘突向下、向外摩擦 30 次左右，疼痛可以缓解，继以针刺双侧三阴交、复溜或委中穴，强刺激捻转并上下提插，得气后，疼痛得以缓解或消失。

（六）针灸治疗

针灸疗法对泌尿系结石所致的急性发作有迅速止痛而无毒副作用的特点。

1. 体针

【主穴】肾俞、太溪、太冲、三阴交、阳陵泉、足三里。

【操作手法】强刺激泻法，留针 30min，针刺 3～5 次。

2. 电针

【主穴】肾俞、委中、三阴交、夹脊、阿是穴。

【配穴】肾虚者，灸命门，补志室、太溪；血瘀者，加膈俞、次髎；痛势较剧者，三棱针点刺委中放血。

【操作手法】电针，连续波，较强刺激，留针 20min。

3. 平衡针

【主穴】腰痛穴、腹痛穴。

【配穴】呕吐者加胸痛穴。

【操作手法】平刺，进针 1.5～2 寸，有针感即出针，不留针。

4. 穴位注射

（1）血瘀证

【处方】双侧足三里；丹参注射液。

【操作】仰卧位或坐位，足三里处皮肤常规消毒后，抽取丹参注射液 4mL 后垂直进针，回抽无血后即快速注射，每穴 2mL。隔日 1 次，10 次为 1 个疗程。

（2）气虚证

【处方】双侧肾俞；黄芪注射液。

【操作】俯卧位，双肾俞处皮肤常规消毒后，抽取黄芪注射液 4mL 后垂直进针，回抽无血后即快速注射，每穴 2mL。隔日 1 次，10 次为 1 个疗程。

（3）湿热证

【处方】双侧阳陵泉；鱼腥草注射液。

【操作】俯卧位，双阳陵泉处皮肤常规消毒后，抽取鱼腥草注射液 4mL 后垂直进针，回抽无血后即快速注射，每穴 2mL。隔日 1 次，10 次为 1 个疗程。

5. 艾灸

【主穴】肾结石取关元、肾俞；输尿管结石取三阴交、气海，也可选膀胱俞、中极。

【操作】每穴以艾条灸 5min，每日 1 次，10 次为 1 个疗程。

四、经典医案

麦某，女，83 岁，2016 年 2 月 23 日因“腰酸痛 5 年余”初诊，既往 2011 年行腹膜后腹腔镜取石术，高血压病史 20 余年。

初诊：精神可，乏力，小便余沥，口干口苦，偶有嗳气、反酸，右膝酸痛，双侧腰部酸痛，纳眠可，多梦，夜尿 3～4 次，大便秘结，质硬。舌暗红，苔黄腻，脉沉滑。体格检查显示 BP 115/65mmHg，心肺无异常，腹软，无压痛反跳痛，肌紧张，右肾区叩击痛（±），双下肢无浮肿。辅助检查：泌尿系统 B 超显示右肾小结石（约 2mm×2mm），左肾未见明显结石声像，双侧输尿管未见明显扩张；尿常规显示尿潜血 +；肾功能未见异常。接诊后，刘旭生教授考虑西医诊断为① 泌尿系结石，② 高血压病；中医诊断为石淋、腰痛，辨证属脾肾气虚，湿热瘀阻，以“标本兼治”为治则，治以健脾益肾、清热利水、活血化瘀为法。拟方如下：

黄芪30g，首乌藤15g，牛膝15g，薏苡仁15g，狗脊15g，覆盆子15g，枳壳15g，煅龙骨30g（先煎），茜草15g，合欢皮15g，白芍20g，肉苁蓉15g，决明子15g，炙甘草5g。

嘱患者多饮水，每日2000～3000mL，少食用杨桃、芒果等湿热类水果。

二诊（**2016年4月5日**）：患者腰痛好转，咳嗽2天，畏寒，头昏沉，鼻塞流清涕，舌暗红，苔薄白，脉浮。尿常规显示尿潜血+++，红细胞+++。体格检查显示BP：130/70mmHg。刘旭生教授在上方基础上去牛膝、狗脊、覆盆子、煅龙骨，加陈皮10g，防风15g，桔梗15g祛风止咳化痰，易炙甘草为生甘草。

三诊（**2016年4月12日**）：患者外感症状好转，在第一方基础上加用党参补益脾土，易白芍为赤芍佐以活血祛瘀。

四诊（**2016年7月18日**）：患者腰膝酸软好转，无嗳气，大便日1行，质可，但仍时有腰痛。复查泌尿系统B超提示右肾小结石（约2mm×2mm），左肾未见明显结石声像；尿常规显示尿潜血+；前方减煅龙骨、赤芍、决明子、肉苁蓉，加桃仁15g，延胡索20g以行气活血止痛。

五诊（**2016年10月8日**）：患者腰痛基本消失，胃脘部不适症状好转，原方加芡实15g，山药15g加强固本之效。

以上方加减服用约6个月后，患者病情稳定，至2017年2月复查泌尿系统B超显示未见明显结石征象，继续守前法治疗。随访至2018年，未见结石复发。

五、日常调养

（一）生活习惯

1. 注意保持外阴清洁 特别是女性，及时更换内衣裤，以避免尿路感染的发生。

2. 加强锻炼 结石小而健康状况好的患者，可多做跳跃运动、打球、体操等以增加结石活动度，促使结石下移和排出。

（二）饮食调适

（1）多饮水。一方面有助于稀释尿液、降低浓度，减少结石生成的机会；另一方面，结石成分的排泄多在夜间和清晨出现高峰，因此这段时间饮水对结石的分解和排出大有好处。以每日尿量2000～3000mL为宜，最好饮用含矿物质少的软水或磁化水，以避免结聚成砂石。

（2）尿石症患者饮食宜清淡易消化，多吃蔬菜水果，如西瓜、冬瓜、梨、鲜藕、芦根、马蹄等。根据中医辨证分型，结合临床尿沉渣检查及排出结石的成分分析结果，制订食疗方案。结石成分为草酸钙，或尿沉渣为草酸钙结晶，这类患者应少吃高钙及高草酸食物，如番茄、土豆、甜菜、龙须菜、红茶、巧克力、芦笋、油菜、菠菜、榨菜、海带、牛奶、奶酪、豆类、虾皮等。对过去曾排出尿酸结石，尿沉渣多为尿酸盐，或X射线片上显影不清晰的患者，应尽量少进食高嘌呤饮食，如海产品、动物内脏、豆角、花生、啤酒、咖啡、巧克力等。

（3）尿路结石患者宜减少高糖、高蛋白和高脂肪食物的摄入，多食用高纤维素食品。

（三）精神心理调适

中医认为紧张、焦虑易使机体气机郁滞，可能促进结石的生成，因此保持开朗、舒畅的心情有利于预防结石的发生。

（四）药膳食疗方

1. 常用单味食疗

（1）核桃仁　核桃仁120g，冰糖120g。以香油炸酥核桃仁，与冰糖共研为细末后装于密封容器内，每次食用30～60g，每日3～4次。本品温补肺肾，润肠通便。适用于泌尿道梗阻的绿豆或黄豆大小的结石，有促进其排出的作用。但是患者有牙龈肿痛、小便量少而色红等阴虚火旺症状时忌服。

（2）鸡内金　鸡内金1～2只，熬汤或与白粥同煮后食用，有助于排石和防止尿盐沉着的作用。功能健脾胃，消食滞，止遗尿，化结石。

（3）鱼脑石散　鱼脑石即石道鱼（又名黄花鱼）脑两侧的两颗坚硬洁白的骨头，将其取出焙烧后研成粉末，每次服用1～2g，温水送服，1日2次，具有清热解毒、化石通淋的作用。

（4）米糠　将米糠加入面粉中制成糕点，定期或经常食用，有较好防止尿钙增高的作用。

2. 药膳食疗方

（1）白术蒸鲑鱼　新鲜鲑鱼250～500g，白术片12g，猪肉15g，香菇15g，冬笋15g，生姜3～5片，黄酒10g，白糖5g，食盐3g，味精5g，生油15g，生葱适量，胡椒粉少许。将鲑鱼活杀洗净，放在汤盆内，再将白术片、生姜片、生葱、猪肉、香菇、冬笋、黄酒、白糖、食盐、味精、生油、胡椒粉一起搅拌后放在鲑鱼上，将盆放在蒸笼里大火蒸10～15min，出笼后即可食用。本法能益气健脾，利湿行水。

（2）荠菜豆腐羹　嫩豆腐250g，新鲜荠菜100g，胡萝卜25g，水发香菇25g，熟竹笋25g，水面筋50g。荠菜切成细末，其余都切成小丁。另外，需精盐、味精、姜末、湿淀粉、鲜汤、麻油、生油适量。先在锅内加油，烧至七成热，加鲜汤、豆腐、香菇、胡萝卜、竹笋、面筋、荠菜末、精盐、姜末，烧沸后加味精，并用湿淀粉勾稀芡，淋上麻油，出锅后即可食用。本法清热利水。适用于内热，或伴有血尿，或尿液色深者。

（3）洋参冬瓜盅　冬瓜1个（2.5～3kg），西洋参10g，熟火腿肉25g，鲜鸡睾丸和虾仁各50g，精肉100g，鸭肫20g，水发冬菇20g，干贝20g，鲜汤100mL，味精3g，白糖0.5g，黄酒5g，姜片1～5g。将冬瓜切成约20cm长短，清除瓜籽，将上述各物置于冬瓜内（洋参切成片，鸡睾丸、精肉、鸭肫和冬菇切成豆子丁），再将冬瓜放在炖盘内，上笼用大火蒸2h。食用时将虾仁放在温油中滑熟，再放入冬瓜内，然后再蒸15min即可食用。本法益气生津，利水消暑。适用于阴虚内热者或夏季食用。

（4）茅根赤豆粥　鲜白茅根 200g，粳米 200g，赤小豆 200g。鲜白茅根加水适量，煎汁去渣，入粳米、赤小豆煮粥，日服 3～4 次。本法清热解毒，利水消肿。

（5）金钱草鸡肫汤　金钱草 50g，鸡肫 2 只。金钱草洗净后冷水浸泡 70min，鸡肫除去食渣，留肫内皮，两者共用小火炖 1h，分 2 次喝汤，鸡肫可切片后蘸酱油佐食。可化石通淋，清热利水，健胃消食。

（6）茯苓胡桃饼　茯苓 60g，鸡内金 15g，胡桃仁 120g，蜂蜜适量。将茯苓、焙鸡内金研成细粉，调糊做薄层煎饼，胡桃仁用香油炸酥，加蜂蜜调味，共研成膏做茯苓饼馅，1 日服完。可健脾利湿，化石通淋。对于砂石淋兼有脾肾虚的患者较适宜。

（7）花生莲子肉汤　花生仁 30g，莲子肉 30g，白糖适量。温水浸泡莲子 30min 后，剥开，去莲心，加花生炖至酥软，加白糖适量服食。

第十七节

泌尿系统感染

一、疾病概述

泌尿系统感染又称尿路感染，是指病原体侵犯尿路黏膜或组织引起的尿路炎症。多种病原体如细菌、真菌、支原体、衣原体、病毒、寄生虫等均可以引起尿路感染。本病多见于育龄期妇女、老年人、免疫力低下及尿路畸形者，是临床的常见病和多发病。根据症状的有或无，可以分为有症状尿路感染和无症状细菌尿。根据感染发生部位分为上尿路感染（肾盂肾炎）和下尿路感染（膀胱炎和尿道炎）。根据有无尿路功能或解剖上的异常或肾外伴发疾病（如糖尿病），还可分为单纯性尿路感染和复杂性尿路感染。

尿路感染的临床表现一般为尿频、尿急、尿痛，严重者可有腰痛、食欲不振、恶心呕吐、寒战发热等表现，甚至出现脓毒症、感染性休克等，少数病情反复发作或迁延不愈，最终导致肾衰竭。

尿路感染的发生主要与易感因素、感染途径、机体的防御功能、病原菌的致病力、免疫反应、遗传因素等有关。易感因素主要指尿路梗阻、膀胱输尿管反流及其他尿路畸形和结构异常、器械使用、代谢因素、近期使用的抗生素及免疫抑制剂、妊娠、不良的生活习惯和方式等其他不利因素。感染途径主要指上行感染、血行感染、淋巴道感染，当这些致病菌进入机体以后，机体可以通过尿道括约肌的天然屏障、排尿、产生杀菌因子、抗黏附因子等途径进行防御和清除病原体。当病原体的致病力强或机体的防御机制受损时，就容易致病。

尿路感染的病理表现在急性膀胱炎则为膀胱黏膜充血、潮红、上皮细胞肿胀，黏膜下组织充血、水肿和白细胞浸润，较严重者有点状或片状出血，并可出现黏膜溃疡。在急性肾盂肾炎，则肉眼可见肾盂肾盏黏膜充血、水肿，表面有脓性分泌物，黏膜下可有细小的脓肿。镜下可见病灶内肾小管腔中有脓性分泌物，肾小管上皮细胞肿胀、坏死、脱落。间质内有炎症细胞浸润和小脓肿形成，炎症剧烈时可有广泛性出血，小的炎症病灶可完全愈合，较大的病灶愈合后可留下瘢痕。

中医学认为尿路感染属于“淋证”“腰痛”的范畴，其基本病机为：湿热蕴结下焦，膀胱气化不利；或情志不畅，肝失疏泄；或劳倦过度，脾肾亏虚，膀胱气化无权。病位主要在膀胱与肾，并与肝、脾相关。

二、现代医学诊断要点和治疗

（一）诊断要点

1. 尿路感染的实验室检查

尿路感染的诊断不能单纯依靠临床症状和体征，还要依靠实验室检查。凡是有真性细菌尿者均可诊断为尿路感染。真性细菌尿是指：① 膀胱穿刺尿定性培养有细菌生长；② 导尿细菌定量培养≥10^5/mL；③ 清洁中段尿细菌定量培养≥10^5/mL。但如临床上无尿路感染症状，则要求行 2 次中段尿培养，结果细菌数均≥10^5/mL，且为同一菌种，才能确定为真性细菌尿。另外，在诊断真性细菌尿时应注意排除假阳性，如收集中段尿时被白带污染、尿标本在室温放置超过 1h 才接种、细菌培养技术上的错误等。基层医院若无条件做尿定量培养，切不能依靠尿定性培养作诊断，可用不离心尿涂片革兰染色镜检寻找细菌，其敏感性和特异性均为 92%。

2. 尿路感染的定位诊断

真性细菌尿的存在，只表明有尿路感染，还需要进一步进行尿路感染的定位诊断。由于到目前为止仍无一个令人满意的实验室定位方法，因此，我们建议用以下方法参考定位。

（1）肾盂肾炎典型者可由其临床表现来定位

① 全身中毒症状较明显，发热超过 38℃，血白细胞数增加，有明显肋脊角疼痛和肾区叩击痛，尿中有白细胞管型。

② 有治疗停止后 4 周内再发病史。

③ 有尿路梗阻或畸形等复杂性因素者。

④ 致病菌为较罕见的铜绿假单胞菌、变形杆菌、粪链球菌。

⑤ 经治疗后遗留肾功能损害，且能排除其他原因，或 X 线肾盂造影有异常影像学改变。

（2）用 3 天疗法鉴别　予复方磺胺甲噁唑，每次 2 片，每日 2 次，或氧氟沙星，每次 0.2g，每日 2 次，任选一种，连用 3 天，并嘱患者服完药后 7 天，复查尿常规和尿定量培养。如果尿定量培养阴性，则为细菌性膀胱炎，且已治愈。如果复诊尿定量培养阳性，则可诊断为肾盂肾炎。若尿培养阴性，但仍有白细胞尿，可拟诊为沙眼衣原体感染所致的尿道综合征。如果患者尿定量培养阴性，也没有白细胞尿，仅有下尿路综合征，则患者很可能是非感染性尿道综合征。

（二）现代医学治疗

1. 一般治疗 急性期注意休息，多饮水，勤排尿。尿路感染反复发作者应积极寻找病因，及时去除诱发因素。

2. 抗感染治疗

用药原则如下。① 根据尿路感染的位置，是否存在复杂尿感的因素选择抗生素的种类、剂量及疗程。② 选用对致病菌敏感的抗生素。无病原学结果前，一般首选对革兰阴性杆菌有效的抗生素，尤其是首发尿路感染。治疗 3 天症状无改善，应按药敏结果调整用药。③ 选择在尿和肾内浓度高的抗生素。④ 选用肾毒性小，副作用少的抗生素。⑤ 单一药物治疗失败、严重感染、混合感染、耐药菌株出现时应联合用药。

（1）急性膀胱炎　对女性非复杂性膀胱炎，SMZ-TMP（磺胺甲噁唑 - 甲氧苄啶，800mg/160mg，每日 2 次，疗程 3 天），呋喃妥因（50mg，每 8h 1 次，疗程 5～7 天），磷霉素（3g 单剂）被推荐为一线药物。这些药物效果较好，对正常菌群的影响相对小。由于细菌耐药的情况不断出现，且各地区可能有差别，应根据当地细菌的耐药情况选择药物。其他药物，如阿莫西林、头孢菌素类、喹诺酮类也可以选用，疗程一般 3～7 天。不推荐喹诺酮类中的莫西沙星，因为该药不能在尿中达到有效浓度。

停服抗生素 7 天后，需进行尿细菌定量培养。如结果阴性表示急性细菌性膀胱炎已治愈；如仍有真性细菌尿，应继续给予 2 周抗生素治疗。

（2）肾盂肾炎　首次发生的急性肾盂肾炎的致病菌 80% 为大肠埃希菌，在留取尿细菌检查标本后应立即开始治疗，首选对革兰阴性杆菌有效的药物。72h 显效者无须换药，否则应按药敏结果更改抗生素。

① 病情较轻者：可在门诊口服药物治疗，疗程 10～14 天。常用药物有喹诺酮类（如氧氟沙星 0.2g，2 次 / 日；环丙沙星 0.25g，2 次 / 日或左氧氟沙星）、半合成青霉素类（如阿莫西林 0.5g，3 次 / 日）、头孢菌素类（如头孢呋辛 0.25g，2 次 / 日）等。治疗 14 天后，通常 90% 可治愈。如尿菌仍阳性，应参考药敏试验选用有效抗生素继续治疗 4～6 周。

② 严重感染全身中毒症状明显者：需住院治疗，应静脉给药。常用药

物，如氨苄西林 1.0～2.0g，每 4h 一次；头孢噻肟钠 2.0g，每 8h 一次；头孢曲松钠 1.0～2.0g，每 12h 一次；左氧氟沙星 0.2g，每 12h 一次。必要时联合用药。氨基糖苷类抗生素肾毒性大，应慎用。经过上述治疗若好转，可于热退后继续用药 3 天再改为口服抗生素，完成 2 周疗程。治疗 72h 无好转，应按药敏试验结果更换抗生素，疗程不少于 2 周。经此治疗仍有持续发热者，应注意肾盂肾炎并发症，如肾盂积脓、肾周脓肿、感染中毒症等。

慢性肾盂肾炎治疗的关键是积极寻找并去除易感因素。急性发作时治疗同急性肾盂肾炎。

（3）反复发作尿路感染　包括再感染和复发。

① 再感染：多数病例有尿路感染症状，治疗方法与首次发作相同。对半年内发生 2 次以上者，可用长程低剂量抑菌治疗，即每晚临睡前排尿后服用小剂量抗生素 1 次，如复方磺胺甲噁唑 1～2 片或呋喃妥因 50～100mg 或氧氟沙星 200mg，每 7～10 天更换药物一次，连用半年。

② 复发：复发且为肾盂肾炎者，特别是复杂性肾盂肾炎，在去除诱发因素（如结石、梗阻、尿路异常等）的基础上，应按药敏试验结果选择强有力的杀菌性抗生素，疗程不少于 6 周。反复发作者，给予长程低剂量抑菌疗法。

（4）复杂性尿路感染　因基础疾病不同，感染的部位、细菌种类和疾病的严重程度不一样，因此需要个体化对待，同时尽量根据尿培养结果选择用药。如采用经验治疗，48～72h 后应对疗效进行评估，根据尿培养结果调整用药。同时积极治疗基础疾病。

（5）无症状性菌尿　是否治疗目前有争议，一般认为不需治疗，但有下述情况者应予治疗。① 妊娠期无症状性菌尿；② 学龄前儿童；③ 出现有症状感染者；④ 肾移植、尿路梗阻及其他尿路有复杂情况者。根据药敏结果选择有效抗生素，主张短疗程用药。

（6）妊娠期尿路感染　宜选用毒性小的抗菌药物，如阿莫西林、呋喃妥因或头孢菌素类等。孕妇的急性膀胱炎治疗时间一般为 3～7 天。孕妇急性肾盂肾炎应静脉滴注抗生素治疗，可用半合成广谱青霉素或第三代头孢菌素，疗程为两周。反复发生尿感者，可用呋喃妥因行长程低剂量抑菌治疗。

3. 疗效评定

（1）治愈　症状消失，尿菌阴性，疗程结束后 2 周、6 周复查尿菌仍阴性。

（2）治疗失败　治疗后尿菌仍阳性，或治疗后尿菌阴性，但 2 周或 6 周复查尿菌转为阳性，且为同一种菌株。

三、中医治疗

尿路感染初起，多以膀胱湿热、肝郁气滞等标实证为主要表现，随着病程进展，可渐伤正气，出现阴虚湿热、气虚湿热等本虚标实、虚实夹杂证候。青壮年患者多以邪实为主。老年或久病患者，则往往表现为虚实夹杂。因此，对于尿路感染，当分辨虚实：邪实为主者，当以“实则泻之”为原则，随证给予清热、利湿、行气等治疗；本虚为主者，当以“虚则补之”为原则，酌予健脾、益肾、滋阴等治疗；虚实夹杂者，当分辨标本缓急，分别予以“急则治标”“缓则治本”和“标本兼治”。

（一）辨证论治

1. 膀胱湿热

【证候特点】小便频急不爽，尿道灼热刺痛，尿黄浑浊，小腹拘急，腰痛，常伴畏寒发热，口渴，大便干结，舌红苔黄腻，脉滑数。

【治法】清热利湿通淋。

【代表方剂】八正散加减。

【基本处方】萹蓄 12g，瞿麦 12g，滑石 15g，车前草 12g，栀子 9g，大黄 6g，石韦 15g，白花蛇舌草 18g，珍珠草 18g，荠菜 15g，甘草 6g。

【临证加减】若大便秘结、腹胀者，可重用大黄，并加用枳实、厚朴以通腑泄热；伴见寒热往来、口苦呕恶者，可合用小柴胡汤以和解少阳；

口舌生疮者加淡竹叶、黄连以清心火；小腹胀或腰痛明显者加乌药、延胡索、木香以行气止痛；尿血者加大蓟、小蓟、白茅根以清热止血；有结石者加金钱草、海金沙、鸡内金以排石通淋。

2. 脾肾气虚，湿热内蕴

【证候特点】尿频，余沥不净，少腹坠胀，遇劳则发，腰酸，神疲乏力，食欲不振，面色少华，或伴面足轻度浮肿，舌质淡，苔薄白或薄腻，脉沉细或细弱。

【治法】健脾益气，佐以清热利湿。

【代表方剂】无比山药丸加减。

【基本处方】山药 15g，肉苁蓉 12g，生地黄 15g，山茱萸 12g，菟丝子 15g，黄精 15g，茯苓 15g，薏苡仁 15g，荠菜 15g，泽泻 12g。

【临证加减】脾虚气陷，肛门下坠，少气懒言者加党参、黄芪、升麻以健脾补肾，升阳举陷；面色苍白，手足不温，腰膝酸冷喜温，舌淡苔白润，脉沉细者，加入附子、肉桂、淫羊藿等温补肾阳；夹瘀者加丹参、赤芍、蒲黄活血化瘀；湿热明显者加车前草、土茯苓、蒲公英清热祛湿。

3. 阴虚湿热

【证候特点】尿频，尿急，尿痛，腰酸乏力，手足心热，午后低热，口干咽燥，眠差多梦，舌质红，苔薄黄或少，脉细数。

【治法】滋阴清热，利湿通淋。

【代表方剂】知柏地黄汤加减。

【基本处方】熟地黄 10g，山茱萸 12g，山药 15g，泽泻 12g，牡丹皮 12g，茯苓 15g，知母 15g，黄柏 12g，蒲公英 15g。

【临证加减】若小便不利明显，加车前草、淡竹叶加强利湿通淋之效；见骨蒸潮热者，加青蒿、鳖甲以清虚热，退骨蒸；目花干涩者，加枸杞子、菊花养肝明目；伴见气虚之象者，加黄芪、太子参适当加强益气之力。

4. 肝郁气滞

【证候特点】小便涩滞，淋沥不宣，少腹拘急满痛，苔薄白，脉弦。

【治法】疏肝解郁，理气疏导。

【代表方剂】沉香散加减。

【基本处方】沉香 6g，陈皮 6g，白芍 15g，石韦 10g，滑石 18g，冬葵子 15g，王不留行 5g，甘草 6g。

【临证加减】胸闷胁胀者，可加青皮、乌药、郁金以加强宽胸理气作用；尿痛明显者，加延胡索、香附以加强理气止痛作用；日久气滞血瘀者，可加丹参、赤芍、川牛膝、桃仁以活血化瘀。

（二）单方验方

1. 导赤散加味 聂莉芳教授认为尿路感染与膀胱湿热、肺失通调、肾虚不足有关。方选《小儿药证直诀》导赤散加味。基本方：淡竹叶 12g，生地黄、车前草各 15g，通草 3g，生甘草梢、黄芩各 10g，白芍 30g。临证加减：腰酸痛者加川牛膝、怀牛膝、杜仲各 15g；情志郁结者加柴胡 10g；伴血尿者加石韦 20g，小蓟 30g；大便秘结者加大黄 5～20g；睡眠不安者加天麻、炒酸枣仁各 15g；咽痛者加金银花 30g，牛蒡子 12g；乏力者加生黄芪 15g；自汗盗汗属气阴两虚者加太子参 15g，麦冬、五味子各 10g；阳虚怕冷者加巴戟天 15g；腰冷痛者加肉桂 6g。

2. 益肾通淋方 复发性尿路感染者，临床上多因久病体虚，重感外邪所致。杨霓芝教授自拟益肾通淋方治疗复发性尿路感染。组成：黄芪 18g，干地黄 15g，黄精 15g，女贞子 15g，荠菜 18g，珍珠草 18g，虎杖 15g，鱼腥草 18g，甘草 6g。腰痛加金樱子、杜仲；头晕加何首乌、天麻；血尿加白茅根、仙鹤草。本方以黄芪益气，干地黄、女贞子、黄精填补肾精，荠菜、珍珠草清热利湿通淋，虎杖、鱼腥草清热解毒，甘草调和诸药。诸药合用，使补而不留邪，泻而不伤正，共奏扶正祛邪之功效。

3. 苦参通淋汤（自拟方） 由苦参、柴胡、黄柏、蒲公英、马齿苋、石韦等组成。治疗泌尿系感染 50 例，其中急性 40 例，慢性 10 例，结果治愈 48 例。服药量少者 3 剂，最多达 15 剂，一般服 6 剂临床症状消失，尿检正常。上方加用玉米须，治疗急性尿路感染 120 例，疗效优于西药对照组。

4. 马齿苋 120～150g（鲜品 500g），红糖 90g。煎服，服药后，盖被卧床出汗。治疗急性尿道炎 11 例，膀胱尿道炎 29 例，肾盂肾炎 13 例，全部治愈。此药无副作用，脾虚者也可用。

5. 泡桐花（带蒂，鲜、干品皆可）20～30 朵，水煎，将花弃去，1 次服下，早晚各 1 剂，治疗急性膀胱炎 30 余例，多于服药 2 剂后症状消失。

（三）中成药

1. 八正合剂 每次 20mL，每日 3 次。适用于膀胱湿热证。

2. 尿感宁冲剂 每次 1～2 包，每日 3 次。适用于膀胱湿热证。

3. 龙胆泻肝丸 每次 3g 吞服，每日 2 次。适用于湿热下注。

4. 知柏地黄丸 每次 6g，每日 3 次。适用于阴虚湿热证。

5. 龟鹿补肾口服液 每次 1 支，每日 3 次。适用于脾肾两虚，湿热蕴结证。

6. 黄芪注射液 每次 40～60mL，加入 5%～10% 葡萄糖注射液或 0.9% 氯化钠注射液 250～500mL，静脉滴注，每日 1 次。适用于脾肾两虚，湿热蕴结证。

7. 逍遥散 每次 6g，每日 3 次。适用于肝郁气滞证。

（四）中药外治

1. 药物贴敷疗法

（1）食盐敷脐法 取食盐适量置于脐中，以稍高出腹部为度，以创可贴做敷料将置满盐的挤眼封包，24h 后重新换盐，3～5 天为 1 个疗程。适用于急性尿路感染见尿频、尿急、尿痛、血尿、小便灼热感者。

（2）莴苣敷脐法 莴苣 30g。将莴苣捣烂敷脐部，每日 1 次。主治血淋。

2. 熏洗疗法

（1）瓦松 80g，水煎后去渣，熏洗小腹及阴部，每次 10～15min，每日 2 次。用于热淋。

（2）地榆 250g，水煎 20min 后，去渣，熏洗腰腹部，每日 1 次。用于石淋。

（3）鲜茜草根200g，水煎后去渣，熏洗前阴及小腹部。用于血淋。

3. 药浴疗法

（1）淋浊洗剂　生大黄30g，防风、大青叶、川椒、艾叶各12g。煎汤洗浴外阴部，每日2～3次，12周为1个疗程。适用于各种淋证的辅助治疗。

（2）叶传惠经验方　苦参30g，金银花30g，蒲公英30g，鱼腥草30g，败酱草30g，黄柏30g。水煎取汁，外浴会阴部。适用于急性尿道炎和尿路感染的预防和治疗。

（3）坐浴方　苦参、土牛膝、黄柏、蛇床子、枯矾。每日1剂，坐浴2次。配合内服药，治疗频繁发作的尿路感染有效。

（五）推拿治疗

先用拇指、示指提拿小腹部肌肉，后用掌摩之；继用拇指按揉阳陵泉、肾俞、三阴交、太溪，重点为膀胱俞、肺俞；最后掌按背部，重点为膀胱俞、足三里、腰骶部。适用于热淋。

（六）针灸治疗

1. 针灸方法　针用泻法，或补泻兼施，虚证酌用灸法。

2. 主穴　膀胱俞、中极、阴陵泉、行间、太溪。

3. 随证选穴　发热加合谷、外关、大椎；有泌尿系结石者加委阳、然谷；尿血加血海、三阴交；气虚排尿乏力者加灸气海、水道；小便浑浊如膏加灸气海俞、百会。

4. 经外奇穴

（1）气门　仰卧，于脐下3寸再旁开3寸处取穴。取两侧穴，直刺5～8分，主治膀胱炎。

（2）利尿穴　仰卧，于神阙穴与耻骨联合上缘连线的中点取穴。直刺0.5～1寸，或用手指按压，主治淋沥、血尿。

（3）横骨　仰卧，于耻骨联合部近上缘中央处取穴。针尖向内上方斜刺2～4分。可治淋病、膀胱炎。

（4）足太阳　坐位或仰卧位，于足外踝骨后1寸处的凹陷中取穴，取两侧穴。直刺3～5分。主治淋病。

四、经典案例

案1　李某，女，79岁，因“反复尿频尿急尿痛3月余”于2012年3月7日就诊。自2011年12月起患者反复出现尿频、尿急、尿痛，伴有腰部酸痛，无发热，于外院就诊查尿常规提示尿白细胞波动于+～++++，尿潜血+～+++，尿蛋白－～+，泌尿系统彩超显示膀胱后壁增厚，双肾、双输尿管超声检查未见异常。中段尿培养提示大肠埃希菌阳性，先后给予头孢克肟、左氧氟沙星口服抗感染。经治疗后症状时有反复，自2012年2月23日以来症状复发，遂来诊。

既往有高血压、糖尿病、冠心病、陈旧性肺结核等病史，否认药物过敏史。

初诊：患者神清，精神疲倦，乏力，腰部酸痛，尿频、尿急、尿痛，无发热寒战，无腹痛呕吐，无肢体浮肿，夜尿3～4次，纳眠差，大便2日未解。舌暗红，舌下脉络迂曲，苔黄腻，脉弦滑。体格检查显示双侧肋腰点、肋脊点无压痛，双输尿管行径无压痛，双肾区无叩击痛。辅助检查：尿常规显示潜血++，尿白细胞++++，亚硝酸盐阳性（+）。血常规显示白细胞5.4×10^9/L，中性粒细胞百分比46.2%，血红蛋白116g/L，血小板200×10^9/L，结核抗体（–）。红细胞沉降率、肝功能、生化检查、C反应蛋白正常。根据患者的病史，结合多次尿常规和中段尿培养结果，西医诊断为泌尿道感染，中医诊断为淋证，辨证属脾肾气虚，湿热瘀阻。治疗上，西药予以头孢哌酮舒巴坦钠静脉滴注抗感染，中医以益气活血、清热祛湿为法，予以四君子汤合八正散加减。拟方如下：

党参15g，白术15g，茯苓30g，茯苓皮30g，金钱草15g，石韦15g，车前草10g，莲须15g，瞿麦15g，薏苡仁15g，丹参10g。

二诊（2012 年 3 月 12 日）：患者神清，精神可，腰部酸痛减轻，无尿频、尿急、尿痛等不适，夜尿 1～2 次，纳眠改善，大便调。舌暗红，舌下脉络瘀阻，苔稍黄腻，脉弦细。复查尿常规显示正常，考虑患者淋证缓解，汤剂在上方的基础上酌去瞿麦、石韦、金钱草、茯苓皮等利尿通淋之品，加白芍、黄柏、知母、肉桂、黄芪以补气，兼顾清下焦之余热。拟方如下：

党参 15g，白术 15g，茯苓 20g，车前草 10g，莲须 15g，薏苡仁 15g，丹参 10g，白芍 15g，知母 10g，黄柏 10g，黄芪 20g，肉桂 5g（焗服）。

三诊（2012 年 3 月 16 日）：患者腰部酸痛基本缓解，无尿频、尿急、尿痛等不适，纳眠可，二便调。舌淡红，苔稍黄腻，脉弦。复查中段尿培养正常，守方续服 5 剂巩固。门诊随访半年，未再发作。

案 2　许某，女，73 岁，因“反复尿频、尿急、尿痛 2 年余，再发 1 天”于 2012 年 11 月 10 日来诊。患者于 2010 年 1 月无明显诱因出现尿频、尿急、尿痛，疲倦乏力，当时无腰痛、恶寒发热等不适，曾于外院就诊，查尿常规显示白细胞 ++，潜血 +++，考虑泌尿道感染，给予左氧氟沙星静脉滴注治疗后，患者尿频、尿急症状好转，复查尿常规正常。之后患者尿频、尿急症状反复，多次查尿常规示白细胞波动于 ++～+++，中段尿培养提示大肠埃希菌，泌尿系统 B 超未见异常，并于 2010 年、2011 年多次因泌尿系统感染住院治疗。出院后门诊定期复查。1 天前患者再次出现尿频、尿急、尿痛，排尿灼热感，自诉尿液偏浊，无恶寒发热等不适，遂来诊。

初诊：患者神清，精神疲倦，乏力，时有头晕，耳鸣，尿频、尿急、尿痛，排尿灼热感，无恶寒发热，无咳嗽咳痰，无腰酸腰痛，口干口苦，纳一般，眠可，大便调。舌暗红，苔黄偏腻，脉沉细。体格检查显示患者无肾区叩击痛，双侧肋脊点、肋腰点无压痛，辅助检查：血常规显示白细胞 6.11×10^9/L，中性粒细胞百分比 77.5%，尿常规显示白细胞酯酶 +++，尿潜血 +，尿白细胞计数 120.0 个 /μL。根据患者的病史及辅助检查，刘旭生教授认为泌尿道感染明确，中医诊断为淋证，辨证属气阴两虚，湿热瘀阻，病位在脾肾膀胱，病性属本虚标实，治以益气养阴、清热祛湿为法。

拟方如下：

车前草 15g，太子参 20g，女贞子 15g，荠菜 15g，白芍 15g，黄芪 15g，泽兰 15g，甘草 5g，首乌藤 15g，黄精 15g。

二诊（2012 年 11 月 19 日）：患者神清，精神可，头晕、耳鸣减轻，少许腰酸、腰痛，已无明显尿频、尿急、尿痛，纳一般，眠可，大便色黄偏烂，每日 2 次，泻前脐周隐痛，泻后痛缓。舌暗红，苔少，中后部微黄腻，脉细。结合腹泻特点，考虑脾虚肝旺，木旺克土之象，故在前方基础上，加强补气健脾益肾之力，合用痛泻要方。拟方如下：

车前草 15g，太子参 20g，女贞子 15g，荠菜 15g，白芍 15g，黄芪 25g，泽兰 15g，甘草 5g，首乌藤 15g，炒白术 30g，防风 15g，菟丝子 15g，生山萸肉 15g。

三诊（2012 年 11 月 24 日）：患者神清，精神可，稍觉乏力，无明显头晕，偶有耳鸣，无尿频尿急尿痛，无排尿灼热感，腰背酸痛减轻，进食后稍腹胀，纳一般，眠可，大便偏烂，无腹痛呕吐。舌暗红，苔少，中后部微黄，脉浮细。中药在原方的基础上加用厚朴续服。拟方如下：

车前草 15g，太子参 20g，女贞子 15g，荠菜 15g，白芍 15g，黄芪 25g，泽兰 15g，甘草 5g，首乌藤 15g，炒白术 30g，防风 15g，菟丝子 15g，生山萸肉 15g，厚朴 15g。

后随症加减，随访 6 个月，患者病情稳定，未复发。

五、日常调养

（一）生活习惯

1. 坚持大量饮水　肾脏排泄的尿液，对膀胱和尿道起着冲洗作用，有利于细菌的排出，每天大量饮水，2～3h 排尿 1 次，能避免细菌在尿路的繁殖，可降低尿路感染的发病率，这是预防尿路感染最实用的方法。在疾病的发作或缓解阶段，每天大量饮水，亦有利于疾病的恢复，饮茶水或淡竹叶代茶饮也有一定的预防作用。

2. 注意个人卫生 女性阴部及尿道口寄居着大量细菌，是发生尿路感染的先决条件。因此，要经常注意阴部的清洁，要勤洗澡，不要用池浴或盆浴，要勤换内裤，在新婚、月经、妊娠和产褥期尤应注意。女婴要勤换尿布。

3. 避免污染 引起感染的细菌最常见的是大肠埃希菌。正常情况下，它寄生在肠道里，并不引起病症，但如果由肛门进入尿道口，就会导致尿道发炎。所以大便后用干净的卫生纸擦拭，要按从前往后的顺序，以免污染阴道口。如果洗手间有冲洗设备，最好认真地冲洗肛门部位。

4. 与性生活有关的反复发作的尿路感染 性生活后宜立即排尿并按常规用量内服 1 个剂量的抗菌药。

5. 膀胱输尿管反流患者，要养成“二次排尿”习惯，即每一次排尿后 5min 内再重复排尿一次。

6. 对于妊娠晚期合并急性肾盂肾炎的患者，应采用侧卧位或轮换体位以减少妊娠子宫对输尿管的压迫，使尿液引流通畅。

7. 补充维生素 C 维生素 C 能提高尿液酸度，使各种诱发尿道感染的细菌不易生存。所以多喝橙汁、柠檬酸、猕猴桃汁之类的富含维生素的饮料对预防尿路感染有益。

8. 去除慢性感染因素 糖尿病、慢性肾脏疾病、高血压等多种慢性疾病患者，全身抵抗力弱，易发生尿路感染，因此，对上述疾病要给予积极治疗，这是日常生活中不可缺少的一个措施，也是治疗尿路感染的重要环节。

（二）饮食调适

宜吃清淡、富含水分的食物，进食各种蔬菜、水果；选择有清热解毒、利尿通淋功效的食物，如菊花、荠菜、马兰头、冬瓜等。饮食有 5 忌。

1. 忌发物 发物（如猪头肉、鸡肉、蘑菇、带鱼、螃蟹、竹笋、桃子等）对炎症发热有加重病情的作用，故而忌食。

2. 忌胀气之物 胀气之物包括牛奶、豆浆、蔗糖等，尿路感染常出现小腹胀痛，而腹部胀满往往使排尿更加困难。

3. 忌助长湿热之品 包括酒类、甜品和高脂肪食物，本病为湿热太盛之病，凡助长湿热之品都能加重病情。

4. 忌辛辣刺激之物 这些食物可使尿路刺激症状加重，排尿困难，有的甚至引起尿道口红肿，还可使炎症部位充血肿痛。

5. 忌温补之品 主要针对急性期而言，因其是由湿热之邪所引起的。

（三）精神心理调适

保持良好的心情，不要有过大的心理压力，压力过重会导致酸性物质的沉积，影响代谢的正常进行。适当调节心情和自身压力可以保持弱碱性体质，使尿路感染远离大家。

（四）药膳食疗方

1. 食疗方

（1）海蜇荸荠汤 海蜇200g，荸荠10个。海蜇与荸荠入砂锅，加水500mL，煎至200mL即可。可解毒利尿。适用于尿路感染，小便不利。

（2）清炒绿豆芽 绿豆芽250g。将绿豆芽洗净，起油锅炒熟，下盐调味即可，随量食用或佐餐。此方可清热利湿。适用于尿路感染属膀胱湿热者，症见小便灼热不利或尿频涩痛。

（3）凉拌莴苣丝 鲜莴苣250g，食盐适量。将鲜莴苣去皮，用冷开水洗净，切丝，食盐调拌即可。随量食用或佐餐。此方可清热利尿。适用于泌尿系感染属膀胱湿热者，症见尿频、尿急、尿痛、小便短赤。

2. 药茶疗法

（1）白茅根、车前草各100g。加水煎服，放糖少许，以汤代茶。以上为1日量。

（2）玉米根、玉米芯各100g。水煎去渣，加适量白糖，代茶饮用。以上为1日量。

（3）薏米茎、叶、根适量（鲜草约250g，干草减半）。加水煎煮去渣，以汤代茶饮用。以上为1日量。

（4）鲜竹叶、白茅根各 30g。将白茅根切碎，根据瓷杯大小放入竹叶、白茅根，沸水冲泡，盖严杯盖，温浸 10min，代茶频饮。以上为 1 日量。（《江西草药》方）

（5）鲜苦瓜 1 个、绿茶 1 撮。将苦瓜上端切开，去掉籽瓤，装入绿茶，把瓜挂于阴凉通风处晾干。将其外部洗净、擦干，连同茶叶切碎，混匀。每次取 10g，放入保温杯中用沸水冲泡，盖紧杯盖，温浸 10min，当茶饮用。（《福建中草药》方）

以上药茶，适用于急性尿路感染者。

3. 药粥疗法

（1）新鲜车前叶 50g，粳米 100g，葱白 1 茎。将车前叶洗净切碎，同葱白加水煮汁后去渣，然后放入粳米煎煮成粥，分餐随量食用。（《圣济总录》方）

（2）滑石 50g，瞿麦 30g，粳米 100g。先把滑石用纱布包好，然后与瞿麦一同加水煎煮取汁，以汁煮米为粥，分餐随量食用。（《寿亲养老新书》方）

（3）地肤子、海金沙各 30g，甘草 10g，粳米 100g。将地肤子、海金沙、甘草加水煎煮，沸后半小时，过滤取汁，以汁煮米为粥，分餐随量食用。

（4）鲜白茅根 200g，粳米 100g。将白茅根洗净，加水适量，煮沸半小时后，过滤取汁，以汁煮米为粥，分餐随量食用。（《补缺肘后方》）

（5）六一散 200g，粳米 150g。将六一散用纱布包好，和粳米一同加水煮粥，粥成后去掉纱布包，分餐随量食用。

（6）竹叶菜（又名鸭跖草）50g，粳米 100g。将竹叶菜洗净后加水煎煮取汁，以汁煮米为粥，可加糖少许调味，1 日内分餐随量食用。

以上药粥方均适用于急性尿路感染者。

4. 蔬食疗法

（1）西瓜 1 个，番茄适量。将西瓜取瓤去籽，番茄用沸水冲烫、剥皮，用洁净的纱布绞西瓜瓤和番茄肉，挤出汁液，随量食用。

（2）鲜甘蔗、鲜藕各500g。将甘蔗洗净，去皮切碎，鲜藕去节、切碎。混合后放入臼中加水少许捣烂，用洁净的纱布包绞取汁。温开水冲化后饮用。

以上2方适用于急性尿路感染者。

第十八节 梗阻性肾病

一、疾病概述

梗阻性肾病是因尿液排出障碍引发的肾脏结构和功能损伤的泌尿外科常见疾病，其典型病理改变为炎性细胞浸润、细胞增殖与凋亡、胶原成分异常沉积及肾间质纤维化。泌尿系统的梗阻从机制上可分为机械性及动力性，梗阻既可由泌尿系统本身引起，也可由其他系统的疾病引发。成人常见的病因包括泌尿系统结石、炎症、创伤、前列腺增生、妇产科疾病等，其中以结石最为常见。泌尿系统梗阻对肾功能的影响及解除梗阻后肾功能恢复情况，取决于梗阻发生部位、单发或多发、梗阻程度、梗阻持续时间、伴发疾病等因素。

最近的研究表明，梗阻性肾病与氧自由基引起的氧化应激和肾小管上皮细胞凋亡有密切联系。梗阻造成肾积水继而肾盂内压力升高，引发肾脏血流动力学改变。肾小管血供减少诱发肾小管上皮细胞缺血缺氧性坏死和细胞凋亡，同时缺氧导致大量氧自由基释放，进一步加重肾小管上皮细胞的氧化损伤；肾血流量的减少还可导致肾小球滤过率下降和肾素 - 血管紧张素 - 醛固酮系统被激活。该系统激活后产生大量氧自由基和核因子 -κB，诱导促凋亡信号释放，导致肾小管上皮细胞凋亡。

中医认为，梗阻性肾病引起的慢性肾衰竭，属于中医学“腰痛”“淋症”“癃闭”“关格”等范畴。本病因为感受外邪、饮食不节、劳倦过度或先天不足等引起。感受外邪致肺失宣降，治节失调，三焦水道通利，湿浊贮留，伤及脾肾；饮食不节致脾胃受损，脾虚日久伤肾；过劳伤气，脾肾受损，加之情志刺激致脾失健运，肝郁化火灼伤肾阴，使脾肾虚损更甚。随着病情的发展，正虚不复，可由虚致损，肾气亏虚可引起肾的气化功能障碍，不能及时疏导、转输、运化水液及毒物，因而形成湿浊、湿热、瘀血、尿毒等毒邪。湿瘀日久，炼化成石，阻塞膀胱尿道而致病。砂石滞于肾，致膀胱气化不利，气滞导致血瘀，血瘀加重气滞，砂石瘀阻，水道阻塞，可成溺癃。湿热蕴结，热伤血络，可见血尿。日久则脾肾俱虚，病情加重。

二、现代医学诊断要点和治疗

（一）诊断要点

梗阻性肾病的诊断应包括梗阻的病因、部位和对肾功能的损害程度。

1. 临床表现　主要包括疼痛、腹部肿物、排尿困难或尿量改变、感染等。通常会有肾绞痛症状，可进行性加重，或向会阴部位放射，但任何部位的梗阻都可以是无痛的。肾绞痛可伴随恶心呕吐、肠麻痹等消化系统症状。如果病情处于慢性发展阶段，疼痛症状不会很明显。随着疾病不断发展，会造成排尿障碍，甚至没有尿液排出。并发感染患者可有寒战高热。

2. 明确梗阻的病因和部位　电子计算机断层扫描（CT）是目前最准确且最常用的检查方法，可发现肾积水及梗阻部位。B 超亦常用，可发现肾积水、肿瘤、结石等疾病方法。必要时可行泌尿系统造影进一步明确，包括静脉尿路造影、逆行上尿路造影、肾穿刺造影等。

3. 肾功能评估　需完善常规血、尿检查，注意是否存在氮质血症、酸中毒、电解质平衡失调和肾功能不全。完善尿细菌培养可了解感染细菌情况，尿液找结核菌和尿脱落细胞学检查有助于病因的诊断。

（二）现代医学治疗

梗阻最理想的治疗是去除病因，如果梗阻没有造成不可恢复的损害，则去除病因后效果良好，必要时需行造瘘手术解除梗阻。此外，梗阻合并感染时，感染能够明显加重由于梗阻造成的泌尿系统功能损害，因此控制感染也是治疗的关键。输尿管梗阻最常见的原因是输尿管结石，小于 5mm 的结石可以进行排石治疗，大于 5mm 的结石，尤其伴有梗阻和感染的结石，应该进行体外冲击波（ESWL）治疗，效果不好的可以采用输尿管镜等外科手术治疗。由肿瘤等原因引起者需应用化疗或外科手术处理。梗阻后所出现的多尿等造成水、电解质等紊乱应及时予以纠正。

三、中医治疗

刘旭生教授认为，尽早解除梗阻，促进肾功能的恢复至关重要。若梗阻日久未除，肾脏受损难复，则为永久性损伤，对此当以保护存留肾功能，延缓肾脏受损为主。梗阻性肾病起病隐匿，病程较长，脾肾气虚之象较显著，疾病以功能性受损为主，此时中医药的功效较显著。针对疾病的病因病机，以标本兼治为中心思想，强调补益脾肾以扶助正气，增强抗病能力，缓解临床症状，保护肾功能。刘旭生教授认为，肾虚为结石性梗阻性肾病的病机关键所在，无论新病久病、结石大小，均存在肾虚的一面，即由于肾气不足，气化无力，尿浊不能正常宣泄于外而内停，形成砂石。另外，肾气虚日久无力温煦脾土致脾肾两虚，气化失司，水液内停，郁而化热，又因久居南方湿地，内外夹邪，故可辅以清热利湿之药，祛余邪外出。

临床上还有部分梗阻性肾病患者表现以阳虚为主，故刘旭生教授强调根据阳气受损的不同程度，对梗阻性肾病的病情轻重缓急做出判断，尤其是慢性梗阻性，因为经年累月的慢性梗阻，阳气日渐受损，若不能固护已经损伤的阳气，部分患者即使手术成功，也会出现比较差的预后。对于这部分患者，刘旭生教授通常在手术治疗前后切入中医扶阳法，运用扶阳的中药方剂，标本同治，提高患者生活质量，促进患者全身功能的早日康复。

四、经典医案

谢某，男，60岁，2014年8月26日因“反复腰痛3年余”初诊。患者1998年曾因腰痛至外院就诊，行B超检查后诊断为泌尿系统结石，予手术取石治疗，患者症状好转。2011年患者开始出现腰痛、乏力、恶心等症状，于外院就诊，查泌尿系统B超提示考虑输尿管远端梗阻，予以手术治疗，患者症状好转后出院。2013年患者行泌尿系统B超复查显示双肾结石，右肾体积减小。2014年6月24日于外院查肾功能指标显示尿酸473μmol/L，血肌酐113μmol/L。

初诊：腰痛，易疲劳，偶有头痛，无头晕，右足跟、左跖趾关节疼痛，口苦，二便可，舌红，苔黄，脉沉。接诊后，刘旭生教授认为，患者反复出现腰痛3年余，病程长，属于慢性疾病；患者肾功能尚可，根据患者相关临床症状，考虑患者腰痛与双肾结石有关。患者右足跟、左跖趾关节疼痛，且1个月前于外院检查示血尿酸偏高，初步诊断为① 梗阻性肾病，② 高尿酸血症，③ 痛风性关节炎。为支持以上诊断，拟完善肾功能及泌尿系统B超复查。中医诊断为慢性肾衰竭、石淋，辨证属湿热下注，热瘀互结，治以清热利湿，活血化瘀。拟方如下：

黄芪30g，山萸肉10g，芡实20g，莪术10g，赤芍15g，白花蛇舌草15g，丹参15g，佛手15g，金樱子15g，金钱草15g，海金沙15g，鸡内金30g，秦皮15g，生甘草5g。

二诊（**2014年11月25日**）：查肾功能指标显示血尿酸441μmol/L，血肌酐111μmol/L。泌尿系统B超显示右肾小结石，右肾体积缩小，左肾、膀胱未见明显异常。结合患者检查结果，考虑患者双肾结石较前明显好转。询问患者得知，自初诊后患者继服前方20余剂，自觉症状明显好转。目前患者“梗阻性肾病”诊断明确，血尿酸也较之前明显下降。患者现症见乏力疲倦，口苦，偶有腰酸痛，右足跟、左跖趾关节疼痛较前减轻，舌暗红，苔黄腻，脉细。脾虚明显，中药前方去白花蛇舌草、金樱子、芡实，加山药 15g，知母 15g，络石藤 15g，炒白术 15g。

三诊（**2015 年 4 月 28 日**）：患者乏力疲倦、腰酸痛明显改善，口苦，右足跟、左跖趾关节疼痛消失，患者治疗效果可，中药前方去络石藤、金钱草、海金沙、秦皮、佛手，加石斛 15g，白芍 20g，桑寄生 15g，牛膝 15g。后患者维持中药口服治疗，随访至 2015 年底无明显不适。

五、日常调养

（一）生活习惯

（1）注意保持外阴清洁，特别是女性，及时更换内衣裤，以避免尿路感染的发生。

（2）加强锻炼，结石小而健康状况好的患者，可多做跳跃运动、打球、体操等以增加结石活动度，促使结石下移和排出。

（二）饮食调适

（1）多饮水，一方面有助于稀释尿液、降低浓度，减少结石生成的机会；另一方面，Vahlersick（1982 年）发现结石成分的排泄多在夜间和清晨出现高峰，因此这段时间饮水对结石的分解和排出大有好处。以每日尿量 2000～3000mL 为宜，最好饮用含矿物质少的软水或磁化水，以避免结聚成砂石。

（2）尿石症患者饮食宜清淡易消化，多吃蔬菜水果，如西瓜、冬瓜、梨、鲜藕、芦根、马蹄等。根据中医辨证分型，结合临床尿沉渣检查及排出结石的成分分析结果，制订食疗方案。结石成分为草酸钙，或尿沉渣为草酸钙结晶，这类患者应少吃高钙及高草酸食物，如番茄、土豆、甜菜、龙须菜、红茶、巧克力、芦笋、油菜、菠菜、榨菜、海带、牛奶、奶酪、豆类、虾皮等。对过去曾排出尿酸结石，尿沉渣多为尿酸盐患者，或 X 线片上显影不清晰，应尽量少进食高嘌呤饮食，如海产品、动物内脏、啤酒等。

（3）尿路结石患者宜减少高糖、高蛋白和高脂肪食物的摄入，多食用高纤维素食品。

（三）精神心理调适

中医认为紧张、焦虑易使机体气机郁滞，可能促进结石的生成，因此保持开朗、舒畅的心情有利于预防结石的形成。

第十九节 急性肾衰竭

一、疾病概述

急性肾衰竭（acute renal failure，ARF）是指肾小球滤过率急剧降低，引起机体内环境发生变化，如氮质废物体内潴留，水、电解质和酸碱平衡紊乱等，并导致各系统病变的临床综合征。根据美国及欧洲的统计，急性肾衰竭的发病率为0.03/10000，可发生于任何年龄，11～60岁者占90.03%，男性多于女性，男女之比约为2.27∶1。发病机制尚不清楚，主要有以下4种学说。① 肾小管阻塞，即肾小管坏死细胞的管内沉积是导致急性肾衰的主要原因。② 肾小管液回漏。此学说认为，由于肾小管上皮破坏，屏障作用消失和管周胶体渗透压的回吸收动力作用，肾小管腔内的原尿向管周血管系统回漏，而此时的肾小球滤过功能正常或接近正常，许多临床和实验研究证明了这一点。③ 肾血管血流动力学变化，主要表现为入球小动脉收缩和毛细血管内皮细胞肿胀及出球小动脉舒张，导致肾小球滤过缺失。④ 肾小球通透性变化。由于缺血和肾毒性损害，肾小球滤过膜表面积减少或滤过系数下降，从而导致肾性肾衰。以上学说，可能共同作用。在疾病过程中占主导地位的是肾小管上皮细胞的缺血性损伤。根据临床症状，ARF 的进展过程可分为起始、维持和恢复期。起始期：此期患者尚未发生明显的肾实质损伤，常为可逆性，但随着肾小管上皮细胞发生明显损伤，肾小球滤过功能急剧下降，可出现水、电解质和酸碱平衡紊乱等 ARF 综合征表现，进入维持期。维持期又称少尿期：此期已处于损伤阶段或衰竭阶段，一般为 1～2 周，也可长至 4～6 周。GFR 常保持在较低水平。许多患者可出现少尿（＜400mL/d）或无尿（＜100mL/d）。但也有少数患者尿量在 400mL/d 以上，称为非少尿型急性肾损伤，并随着肾功能的进一步减退，尿毒症的症状将会表现出来。恢复期：此期肾小管细胞处于再生、修复的状态，GFR 逐渐恢复正常，尿量呈进行性增加，少尿或无尿患者尿量可大于 500mL/d，部分患者每日尿量超过 2500mL/d，通常持续 1～3 周，继而再恢复正常。多数肾小管重吸收功能恢复迟缓且滞后，完全恢复需 3 个月以上，部分患者可遗留不同程度的肾脏结构缺陷和功能损伤。

中医古籍中尚无急性肾衰竭这一病名记载，但有类似病症的描述。根据其症状，当属“水肿”“关格”“癃闭”的范畴，本病起病急，来势凶猛，变化迅速，关键机制在于肾失气化，水湿浊邪壅塞，病位在肾，与肺、脾、三焦、膀胱关系密切。一般初期以湿、热、瘀、浊毒等实邪壅塞水道为主，久治不愈，减损正气，到疾病后期，发展成虚实夹杂，以正虚为主。

二、现代医学诊断要点及治疗

（一）诊断要点

（1）常继发于各种严重疾病所致的周围循环衰竭或肾中毒后，但亦有个别患者可无明显的原发病。

（2）急骤地发生少尿（＜400mL/24h），个别严重患者（肾皮质坏死）

可无尿（<100mL/24h），但在非少尿型者可无少尿表现。

（3）急骤发生和与日俱增的氮质血症，血肌酐每日上升88.4～176.8μmol/L，尿素氮上升3.6～10.7mmol/L。

（4）尿常规检查：尿呈等张（比重1.010～1.016），蛋白尿（常为+～++），尿沉渣常有颗粒管型、上皮细胞碎片、红细胞和白细胞。

2012年KDIGO对AKI的诊断标准规定如下：

48h内SCr升高≥0.3mg/dL（≥26.5μmol/L），或7天内SCr升高到基线的1.5倍，或尿量<0.5mL/(kg·h)持续6h。

（二）现代医学治疗

治疗的原则和目的是去除原发病，及时纠正水、电解质和酸碱失衡，积极控制感染，预防并治疗各种并发症。

1. 维持水平衡　少尿期时应严格控制补液量，每日的液体入量为显性失液量（包括尿量、胃肠道丢失、创面渗出、引流液、出汗等）加上非显性失水量（约400mL）；多尿期的补液量应逐渐减少，并尽量通过胃肠道补充，每日液体入量应比出量少500～1000mL。

2. 纠正电解质及酸碱平衡　高钾血症时可选择下列措施及时处理：5%碳酸氢钠纠酸；10%葡萄糖酸钙拮抗钾离子对心肌的毒性作用；葡萄糖加胰岛素静滴以促进钾离子向细胞内转移；钠型离子交换树脂和10%～20%山梨醇混合口服或灌肠。若出现代谢性酸中毒时，应予5%碳酸氢钠等及时纠酸。

3. 积极抗感染　如发现感染灶应及时行细菌培养和药物敏感试验，根据结果合理选用对肾脏无毒性作用的抗生素。

4. 营养支持　足够的营养支持对于肾脏功能的恢复非常重要，应注意补充氨基酸（包括必需氨基酸和非必需氨基酸）及足够的非蛋白热量（主要由葡萄糖提供）。

5. 抗休克治疗　创伤或感染中毒性休克，及时静脉输注复方氯化钠注射液（林格氏液）、等渗的葡萄糖盐水以扩充血容量，同时给予肾上腺素受体阻滞剂或β受体激动剂（多巴胺），可恢复血容量，降低外周血管阻力，改善肾组织血流灌注量。

6. 利尿 急性肾衰少尿期，在补充有效血容量后仍无尿者，或尿量较少者，可予20%甘露醇、呋塞米（速尿）200mg，静脉滴注。必要时应用利尿合剂（多巴胺、酚妥拉明、呋塞米加入5%～10%葡萄糖溶液中静脉滴注）。

三、中医治疗

（一）辨证论治

少尿期

1. 邪毒内侵

【证候特点】尿量急骤减少，甚至闭塞不通，或发热不退，头痛身痛，烦躁不安，大便不通或神昏嗜睡，恶心呕吐，口干欲饮，舌质绛红，舌苔厚腻，脉濡滑或细滑。

【治法】清热解毒，通腑泄浊。

【代表方剂】黄连解毒汤加减。

【基本处方】黄连9g，黄柏12g，黄芩15g，金银花12g，虎杖15g，车前草15g，白茅根18g，大黄9g，蒲公英12g，丹参15g，甘草6g。

2. 热毒瘀滞

【证候特点】尿点滴而出，或尿闭、尿血，或高热，神昏，谵语，吐血，衄血，斑疹紫黑或鲜红，舌质绛紫暗，苔黄焦或芒刺遍起，脉细数。

【治法】清热解毒，活血化瘀。

【代表方剂】清瘟败毒饮加减。

【基本处方】生石膏20g，生地黄15g，栀子9g，虎杖12g，黄芩15g，知母12g，赤芍12g，玄参12g，牡丹皮9g，丹参15g，大黄6g，甘草6g。

3. 瘀毒内阻

【证候特点】严重外伤及挤压伤之后出现血尿、尿少、尿闭、瘀斑累累，全身疼痛，恶心呕吐，舌质瘀紫，苔腻，脉涩。

【治法】活血祛瘀，通腑泄毒。

【代表方剂】桃红四物汤加减。

【基本处方】当归 12g，生地黄 12g，桃仁 9g，红花 6g，赤芍 12g，枳实 12g，大黄 6g，水蛭 6g，牛膝 15g，泽兰 12g，白茅根 15g，甘草 6g。

4. 津亏气脱

【证候特点】大汗、大泻、大失血后，血压下降，尿少或无尿，气微欲绝，或喘咳急促，唇黑甲青，进一步则出现汗出肢冷，舌淡或淡白，脉微细欲绝。

【治法】益气回阳，养阴固脱。

【代表方剂】参附汤合生脉饮加减。

【基本处方】人参 10g（另炖），熟附子 10g（先煎），太子参 18g，黄芪 20g，五味子 10g，麦冬 15g，石斛 15g，丹参 12g，泽兰 12g，白茅根 15g，玄参 15g。

多尿期

1. 气阴两虚

【证候特点】全身疲乏，咽干思饮，尿多清长，舌红少津，脉细。

【治法】益气养阴。

【代表方剂】参芪地黄汤加减。

【基本处方】太子参 20g，黄芪 20g，生地黄 12g，麦冬 15g，五味子 10g，茯苓 15g，山药 15g，石斛 15g，玄参 15g，丹参 15g，白芍 15g。

2. 湿热余邪

【证候特点】神疲乏力，头晕心烦，纳呆，恶心，口中黏腻，舌红苔黄腻，脉实有力。

【治法】清化湿热。

【代表方剂】黄连温胆汤加减。

【基本处方】黄连 9g，枳实 15g，竹茹 12g，法半夏 15g，陈皮 6g，茯苓 15g，石菖蒲 10g，车前子 15g，丹参 12g。

3. 肾阴亏损

【证候特点】腰酸疲乏，尿多不禁，口干欲饮，舌红，苔少，脉细。

【治法】滋阴补肾。

【代表方剂】二至丸加味。

【基本处方】女贞子 15g，墨旱莲 15g，生地黄 12g，白芍 15g，何首乌 15g，丹参 12g，车前子 15g。

恢复期

肾阴阳两虚

【证候特点】腰酸疲乏，口干思饮，头晕，畏寒，舌淡苔白，脉沉细。

【治法】补益肾之阴阳。

【代表方剂】肾气丸加减。

【基本处方】熟地黄 15g，淮山药 15g，牡丹皮 10g，泽泻 15g，茯苓 15g，山茱萸 10g，肉桂 10g，女贞子 15g，墨旱莲 15g。

（二）单方验方

1. 蝼蛄 6 个，蜣螂虫（去翅、足）6 个。研末，分 3 次白水冲服。孕妇忌用。用于急性肾功能衰竭之少尿、无尿者。

2. 调补汤　生黄芪、红参、丹参、淫羊藿、木香、薏苡仁、三七。本方益气化湿，调补肾中阴阳。用于急性肾功能衰竭之多尿期。

3. 肾福宝　由益母草、桃仁、大腹皮、大黄等组成。用于急性肾功能衰竭早期。

4. 田螺 5～7 个，去壳捣烂，敷关元穴。用于急性肾功能衰竭之少尿、无尿者。

5. 化瘀导滞汤　由鲜地黄、栀子、丹参、车前子、枳实、鲜白茅根、牛角粉、桃仁、麦冬组成。用于湿热蕴结所致的急性肾功能衰竭。

6. 连根葱、生姜各1份，淡豆豉12粒，食盐1匙。共研烂，捏成饼状，烘热后敷于脐部，以布扎定，气透于内，即能通利二便。用于急性肾功能衰竭二便闭塞者。

（三）中成药

1. 清开灵注射液 每次40mL，加入10%葡萄糖注射液250mL中静脉滴注，每日1次。适用于邪毒内侵、热毒瘀滞证。

2. 双黄连注射液 每次3.6g，加入10%葡萄糖注射液250mL中静脉滴注，每日1次。适用于邪毒内侵证、热毒瘀滞证。

3. 参麦注射液 每次40mL，加入10%葡萄糖注射液250mL中静脉滴注，每日1次。适用于气阴两虚证。

4. 参附注射液 每次40mL，加入10%葡萄糖注射液250mL中静脉滴注，每日1次。适用于津液亏虚证。

5. 清开灵口服液 每次10mL，每日3次。适用于邪毒内侵证、热毒瘀滞证。

6. 生脉饮口服液 每次10mL，每日3次。适用于气阴两虚证、津液亏虚证。

7. 百令胶囊 每次5粒，每日3次。也可用冬虫夏草3～6g，炖服，每日1次或隔日1次。具有减轻肾脏损害、保护肾功能的作用。

（四）中药外治

1. 灌肠疗法 可选通腑泄热灌肠液：玄参30g，麦冬30g，车前子30g（包），生地黄30g，鲜白茅根250～500g，大黄15～30g（后下），玄明粉12g（冲），知母12g，黄柏12g，通草9g。水煎至200mL，保留灌肠，每日2～4次，直到进入多尿期为止。

2. 肾区热敷法 丹参30g，桃仁15g，佩兰15g，赤芍15g，木香12g，细辛5g，忍冬藤15g，车前子15g，桂枝10g。加水适量，煎煮30min，装入布药袋中置双肾区热敷，每日2剂。

3. 结肠灌注法结肠灌注泻液 大黄30g，黄芪30g，红花20g，丹参

20g。成人每次100mL加5%碳酸氢钠20mL加温至38℃，通过肛管给予结肠灌注，每日3次。

（五）推拿治疗

双拇指点揉三焦俞、肾俞、气海俞、膀胱俞，遇条索状物时用拇指拨揉、按压，以患者能忍受为度，沿膀胱经循行线自上而下逐穴按摩，每穴按至手下有微汗为止。

（六）针灸治疗

1. 少尿期 化气利水。主穴：中极、膀胱俞、阴陵泉。配穴：水沟、三阴交。采用平补平泻法。

2. 休克期 益气固脱。主穴：涌泉、人中。配穴：足三里、合谷。采用补法。

3. 多尿期 补肾益气。主穴：气海、中极、肾俞、关元。配穴：大椎、三阴交、足三里。采用补法。

四、经典医案

陈某，女，66岁，2012年8月14日初诊，因“反复泡沫尿2月余”就诊于广东省中医院。7月初因泡沫尿就诊于中山医院，检查肾功能指标显示血肌酐升高，住院期间最高达391μmol/L，诊断为急性肾损伤（AKI），2012年7月17日住院行肾组织活检术，肾脏病理结果提示急性肾小管间质肾病，局部间质病变已呈慢性化趋势，经甲强龙冲击治疗后，复查肌酐降至202μmol/L，患者病情好转后出院。

症见：疲倦乏力，腰膝酸软，小便量可，偶有泡沫，腹时有疼痛，纳差，舌红，苔黄，脉沉细。

接诊后，刘旭生教授根据生化检查及病理结果，可确诊为ARF（病理诊断为急性肾小管间质性肾病），患者起初就诊于中山医院，经过甲泼尼龙片、甲强龙冲击治疗后，血肌酐可降至202μmol/L，此后肌酐值稳定在200μmol/L左右，症状基本稳定，说明此前的激素治疗是有效的，因此可以在继续服用激素治疗的基础上，适当配合中医药，既可延缓疾病的进展，又可制约激素的副作用，能够更好地发挥中西医结合的优势。此病中医诊断为“尿浊”，辨证为脾肾气虚，湿热瘀阻，治以补脾益肾，通络祛湿。继续服用甲强龙。拟方如下：

黄芪30g，山药15g，女贞子15g，制何首乌15g，党参20g，菟丝子15g，佛手15g，茯苓15g，白术15g，薏苡仁20g，丹参15g。

二诊（2012年9月25日）：2012年9月7日复查血肌酐150μmol/L，较前明显下降，食欲较前改善，前日因受凉感寒，出现声音嘶哑，咳嗽，咯黄痰，舌暗淡，苔薄白，脉弦细，余症基本如前，治疗方面予以山香圆片含服、小柴胡颗粒口服，西药继续服用甲强龙，中药予以前方加减。拟方如下：

黄芪20g，山药15g，女贞子15g，党参20g，菟丝子15g，佛手15g，茯神15g，白芍15g，白术15g，薏苡仁20g，丹参15g，甘草5g。

三诊（2012年10月16日）：10月13日复查肌酐141μmol/L，外感症状缓解，现症时有腰痛，右侧手指抽搐，小便量少，时夹有泡沫，睡眠差，大便调。复查肾功能、尿常规。治疗上予以山香圆片、双料喉风散清咽利喉。拟方如下：

制何首乌15g，黄芪20g，山药15g，女贞子15g，生山茱萸15g，菟丝子15g，茯神15g，赤芍15g，芡实15g，白术15g，丹参15g，炙甘草5g。

患者此后继续在刘旭生教授门诊进行中西医治疗，复查肾功能基本稳定，血肌酐稳定在120～150μmol/L，肝功能、血常规、尿常规、离子三项基本正常。

结合本病的中西医病理，刘旭生教授认为患者久病于岭南，湿热侵害，病势渐变，不易察觉，久治不愈，量变终成质变，由肌肤而至脾肾脏腑，由邪实至虚实错杂。湿热外邪蕴结中焦，导致脾运失调，可见纳差，甚则脾虚下陷；肾藏精生髓，湿热累及下焦则肾虚固摄无权，封藏失职，可见疲倦乏力，腰膝酸软，偶有泡沫尿等症状。舌红，苔黄，脉沉细提示湿热邪势虽衰，但正气已经大损，故以黄芪、党参、山药补气固摄，其中黄芪能升能行，党参归脾、肾经，尤其擅长补益脾肾，山药可平补脾肾，又可降肌酐。三药以补脾肾为重点，又能各自发挥优势。女贞子、制何首乌、菟丝子补肾益精，茯苓、白术、薏苡仁健脾祛湿，佛手行气化湿，热邪由湿蕴，故湿解热清。久病入络，丹参可活血通络。诸药配伍，以补为主，攻补兼施。刘旭生教授坚持辨病治疗与辨证治疗相结合，充分发挥了西医控制病势和中医整体调节的优点，成功改善了患者的预后。

五、日常调养

（一）生活习惯

注意卧床休息，留意气候的变化，及时增添衣被，避免受寒，防止外邪诱发，加重病情。

（二）饮食调适

1. 少尿期 此期饮食治疗的原则是高热量、高糖、高维生素、低蛋白质、低液量、低电解质。简称为“三高三低”饮食原则。本期患者食欲较差，很难满足高热量要求，病情较轻时，热量供给应以碳水化合物为主，可食用水果、麦片、饼干或麦淀粉点心及小米汤粥等。要减少蛋白质和非必需氨基酸的摄入以减轻肾脏负担。最好每日摄入葡萄糖 100～150g，可防止酮症酸中毒。还应限制患者的饮水量，患者在少尿及无尿期水肿明显或高血压严重时，应用低盐膳食，每日盐的摄入量不应超过 500mg。

2. 多尿期 多尿早期饮食治疗的基本原则与少尿期相同。当病情逐步好转、尿量增多、血尿素氮下降、食欲日渐好转时，适当增加营养可加速机体修复。多尿期刚开始时，由于肾功能尚未恢复，蛋白质仍应按每日 20g 左右供给。5～7 天后，由于氮质血症有所好转，每日蛋白质可提高至 45g 左右，优质蛋白质应大于 50%。食盐摄入量可随尿量的增加而增加，每排出 1000mL 尿，就可给食盐 2g。由于多尿期钾丢失很多，应供给含钾丰富的水果、果汁和新鲜蔬菜。

3. 恢复期 本期一天的总热量可按 3000kcal（12600kJ）供给，蛋白质的供给量可随血液非蛋白氮的下降而逐渐提高，开始按每日 5～10g/kg 计算；逐步恢复时则可按每日 10g/kg 计算或更多，以保证组织恢复的需要。高生物价蛋白质应占总蛋白的 1/3～1/2。而亮氨酸、异亮氨酸、缬氨酸三个支链氨基酸应占必需氨基酸的 40%～50%，以有利于肌蛋白的合成。恢复期排尿趋于正常，临床症状有所缓解，病情稳定后，可恢复正常饮食。同时注意给予含维生素 A、维生素 B_2 和维生素 C 丰富的食物。

（三）精神心理调适

患者应避免精神刺激和过度疲劳，两者均可加重病情，要树立起战胜疾病的信心。

（四）药膳食疗方

1. 少尿期

（1）胡萝卜马蹄白茅根竹蔗水 胡萝卜 100～150g，白茅根 30～60g，马蹄 5～10 个，竹蔗 250g，水约 1000mL。煲熟代茶，频频口服，若无竹蔗可用少许白糖替代。适用于急性肾衰少尿期湿热蕴结证。

（2）车前子粥 先将车前子布包煎汁，再入粳米同煮成粥。适用于急性肾衰尿少者。

（3）鲜瓜果汁 用西瓜、雪梨、胡萝卜、竹蔗、鲜橙等清凉瓜果榨汁代茶饮。适用于急性肾衰少尿期火毒炽盛证或气脱津伤证。

2. 多尿期

（1）人参胡桃煎 人参 3g，核桃仁 3 个。2 味加水同煎 1h，饮汤后将人参及核桃仁食之。每日 1 剂，晨起或晚上睡前饮服。适用于多尿期脾肾气虚或阳虚为主的患者。

（2）山莲葡萄粥 山药 15g，莲子 15g，葡萄 250g。前 2 味煎煮饮汤，食葡萄。适用于多尿期，小便频数，出现阴伤之证者。

3. 恢复期

（1）冬瓜扁豆薏苡仁水　冬瓜150g，扁豆30g，薏苡仁60g，水约1000mL。煲熟，油盐调味，代茶频频饮服。适用于恢复期脾胃虚弱者。

（2）核桃仁蜂蜜饮　蜂蜜30g，核桃仁10枚。核桃仁加水适量，煮沸后再煮15min，调入蜂蜜即可。每日1剂，长期服用。主治恢复期脾气不足、肾精不固之面色㿠白，神疲纳少，尿蛋白长期存在者。

（3）乌豆圆肉大枣汤　乌豆50g，桂圆肉15g，大枣50g。加清水3碗，武火煮沸，改文火煎至2碗。每日1剂，早晚分服。适用于恢复期脾肾阴阳两虚者。

第二十节

慢性肾衰竭

一、疾病概述

慢性肾脏病（chronic kidney disease，CKD）是一类常见的、严重危害人类健康和生命的疾病。它起病隐匿，不易察觉，当出现明显不适症状时，往往提示疾病已经进展至难以挽回的程度。因此，它常常被比喻为“无声的杀手”。美国肾脏病基金会制定的NKF-K/DOQI指南首次对CKD进行了明确定义：CKD为肾脏损害（包括结构或功能）和（或）肾小球滤过率（glomerular filtration rate，GFR）下降至小于60mL/min，持续3个月，并根据GFR将CKD分为5期。

慢性肾衰竭（chronic renal failure，CRF）是由各种原因引起的肾脏损害和进行性恶化的一种临床综合征，此时可表现为肾小球滤过率下降，水电解质代谢异常、贫血、矿物质和骨代谢异常、消化系统症状等临床症状。发展至晚期称为终末期肾病（end stage renal disease，ESRD），也称为尿毒症，其病情往往不能逆转，给社会造成了沉重的负担。

CRF 是 CKD 进行性进展引起肾单位和肾功能不可逆的丧失，而 CKD 3～5 期是 CRF 的范畴。CRF 多由糖尿病、高血压，以及原发性肾小球肾炎等发展而来，早期常无明显症状，随着病情进展，可出现倦怠乏力、恶心呕吐、水肿、少尿、皮肤瘙痒等症状，甚至是气促、无尿、神志昏迷等危急重症。目前针对 CRF 的治疗尚无根治的方案，主要以治疗原发病和防治并发症为主，以延缓进入 ESRD 时点为治疗目标。因此，如何早期发现，有效地延缓 CRF 进展，维持肾功能的稳定，是全球肾脏病学界共同关注的难题。

现代医学对 CKD 的防治提出一体化的措施，包括以下三个方面：① 积极治疗高血压、糖尿病等常见原发病，控制高危因素，对高危人群定期筛查，做到早期发现、早期诊断；② 对诊断明确的 CKD 患者，应积极控制血压、血糖，减少尿蛋白，避免感染、药物等加重肾功能损伤的危险因素，以达到延缓慢性肾功能进展的目的；③ 对 CKD 晚期，即 CRF，出现心血管疾病、贫血、矿物质代谢紊乱及骨代谢紊乱等各系统并发症者，应积极控制并发症，必要时行肾脏替代治疗（如血液透析、腹膜透析、肾移植），提高患者的生存质量，降低病死率。其中，积极控制前面提到的危险因素，有利于减轻肾脏的负担，最大程度地保存肾功能，降低肾脏病的进展速度。

CRF 归属中医学“癃闭”“关格”“水肿”“虚劳”等范畴，多由水肿、淋证、尿血等发展而来，现代中医学亦称之为 CRF。中医认为其主要病因有内外之分，外因为诱因或疾病加重的因素，常见有风、寒、热、毒等外邪；内因为疾病发生发展的根本，主要包括饮食、情志、劳倦、房室、药物等所致脏腑虚损。其病机特点为本虚标实，虚实错杂，多由先天禀赋不足，后天失养，加之风邪外袭，内生湿热而致。其中，虚证包括气、血、阴、阳的亏虚，实证主要是指病理因素的蓄积，多为湿浊、水毒和瘀血等。核心病机为脾肾功能失调，肾之开阖失调，脾之运化失司，以致风湿、湿浊、湿热、瘀血、浊毒等毒邪不能排出，壅滞三焦，进而影响五脏六腑功能而发病。病位主要在脾、肾，与肝、心、肺等相关。如脾肾阴阳衰惫，肾关因阳微不开而见尿少，外溢肌肤则见面浮肢肿；湿浊毒邪熏蒸而见口中臭秽或尿味；浊毒之邪外溢肌肤则皮肤瘙痒；湿热浊毒内阻中焦，脾升胃降失调则呕吐、腹胀、倦怠；而水湿、浊毒之邪凌心射肺，则见胸闷、心悸、气促；如水不涵木，而见虚风内动，手足搐搦，甚则抽搐；水火不济、心肾不交则见昏睡或神志昏迷等危候。

二、现代医学诊断要点和治疗

（一）诊断要点

CKD定义为肾脏结构或功能异常>3个月。至少具备1项肾损伤标志和（或）肾小球滤过率（GFR）小于60mL/(min·1.73m^2)，持续时间超过3个月，可诊断为CKD。肾脏损伤指标有：① 白蛋白尿（ACR>30mg/g）；② 尿沉渣异常；③ 肾小管功能障碍导致的电解质异常及其他异常；④ 组织病理学异常；⑤ 影像学检查提示的肾脏结果异常；⑥ 肾移植经历。

基于估算GFR（eGFR）水平，将CKD分为1～5期。根据eGFR分期和尿白蛋白分级进行CKD的危险分层，分为1级（低危）、2级（中危）、3级（高危）和4级（极高危）。

（二）现代医学治疗

根据CRF患者病情发展的不同阶段，当采用不同的治疗措施。早、中期患者可行非替代疗法，同时避免使用肾毒性药物，延缓或阻止CRF进行性恶化及减轻临床症状；晚期患者应行替代疗法，包括血液透析、腹膜透析和肾移植等。

1. 治疗原发病 引起CRF的原发病比较多，有些是可以通过积极治疗而使肾功能得以逆转的，如狼疮性肾炎、结节性多动脉炎、过敏性血管炎、肾结核、镇痛剂肾损害，以及新近几个月发生的梗阻性肾病等。当积极给予相应治疗。

2. 消除可逆因素 CRF是一慢性发展疾病，但在这过程中往往会因一些可逆因素而加重病情，主要包括以下方面：高蛋白饮食、药物毒副作用、高血压、酸碱失调及电解质紊乱、尿路梗阻、各种感染、血容量不足及应激性反应等。及时发现并消除这些可逆因素，肾功能有可能在一定程度上得到逆转。

3. 低蛋白饮食配合α-酮酸 既要保证一定的热量摄入，又要防止过量蛋白质摄入对肾脏造成的负担。同时应配合适量α-酮酸口服，一方面α-酮酸与体内氨基结合可生成必需氨基酸，另一方面α-酮酸制剂含有钙盐，对纠正钙磷代谢紊乱、减轻继发性甲状旁腺功能亢进有一定疗效。

4. 调节水、电解质及酸碱平衡

类型	处理
水、钠	严格控制水、钠摄入量，监测尿量。钠摄入量限制于每日3g左右，维持尿量为1500～2000mL，必要时给予利尿剂
钾	高钾血症是CRF的紧急并发症，当血钾低于6.5mmol/L时，可先用内科办法处理【包括：10%葡萄糖酸钙10～15mL静脉注射；静脉补充碳酸氢钠；胰岛素按1∶（3～4）的比例加入葡萄糖中静脉滴注；呋塞米利尿；离子结合树脂口服等】；对于血钾高于6.5mmol/L的患者，必要时进行透析治疗。注意及时复查
钙、磷	低钙高磷是CRF常见的电解质紊乱。对于高磷血症，在限制磷摄入（磷摄入量应限制在600～800mg以下）的同时给予磷结合剂（包括碳酸钙、氢氧化铝凝胶、镧结合剂等）。对于低钙血症，应每日补充碳酸钙1.2～2.0g，同时每1～2周复查血钙以防高钙血症的发生。另外，应关注继发性甲状旁腺功能亢进及肾性骨营养不良的发生，其与1，25-$(OH)_2$-D_3不足有关，可用骨化三醇每日0.25μg口服治疗，必要时给予冲击治疗
代谢性酸中毒	应常规口服或静脉补充碳酸氢钠以纠酸，一般每日3～10g，分3次服。更为严重的酸中毒（当CO_2-CP＜10mmol/L）应考虑透析治疗

5. 贫血的治疗　使用重组红细胞生成素（EPO）皮下注射，提倡小剂量皮下给药及个体化治疗，一般剂量为每次 25～50μg/kg，每周 2～3 次。同时补充造血原料，如铁剂、叶酸及维生素 B_{12} 等，定期复查血常规及铁蛋白、转铁蛋白饱和度等指标以调整用药。

6. 控制血压及血糖　血压达标值为 130/80mmHg，注意低盐饮食，选择降压药物时要慎重考虑血管紧张素转换酶抑制剂（ACEI）及血管紧张素受体阻滞剂（ARB）类，当血肌酐≤264μmol/L 时可选用，当血肌酐＞264μmol/L 时一般不主张使用。而血糖的理想控制目标为空腹血糖＜6.1mmol/L，餐后 2h 血糖＜8.0mmol/L。

三、中医治疗

（一）辨证论治

1. 脾肾气虚

【证候特点】倦怠乏力，少气懒言，纳少腹胀，腰膝酸软，口淡不渴，大便不实，夜尿清长，舌淡，脉沉弱。

【治法】益气健脾补肾。

【代表方剂】香砂六君子汤合二仙汤加减。

【基本处方】木香 10g（后下），砂仁 5g（后下），党参 20g，茯苓 15g，白术 15g，甘草 5g，仙茅 15g，淫羊藿 15g。

【临证加减】脾阳不足，大便稀烂者，加炮姜、补骨脂以温阳止泻；肾阳虚衰，畏寒肢冷者，加杜仲、肉桂以温补肾阳。

2. 脾肾阳虚

【证候特点】少气乏力，畏寒肢冷，气短懒言，纳少腹胀，浮肿，腰膝酸软，腰部发冷，便溏，舌淡有齿痕，脉沉。

【治法】温肾健脾，行气利水。

【代表方剂】实脾饮合二仙汤加减。

【基本处方】制附子 10g（先煎），干姜 10g，白术 15g，茯苓 15g，木瓜 15g，草果 10g，党参 15g，仙茅 15g，淫羊藿 15g，大腹皮 15g。

【临证加减】腹胀大、小便短少，加桂枝、猪苓以通阳化气行水；纳食减少，加砂仁、陈皮、紫苏梗以运脾理气。

3. 脾肾气阴两虚

【证候特点】倦怠乏力，腰膝酸软，口干咽燥，五心烦热，夜尿清长，舌淡、边有齿痕，脉沉细。

【治法】健脾补肾，益气养阴。

【代表方剂】四君子汤合二至丸加减。

【基本处方】党参 15g，茯苓 15g，白术 15g，女贞子 15g，墨旱莲 15g，何首乌 15g，炙甘草 5g。

【临证加减】如兼湿热，症见口苦、腹胀、尿黄短、大便秘结、舌红苔黄腻、脉滑者，可加清利湿热中药，如黄连、土茯苓、茵陈、石韦、大黄等。

4. 肝肾阴虚

【证候特点】头痛头晕，五心烦热，腰膝酸软，大便干结，口干咽燥，舌红少苔，脉沉细。

【治法】滋补肝肾。

【代表方剂】六味地黄汤加减。

【基本处方】熟地黄 15g，山茱萸 10g，泽泻 15g，牡丹皮 10g，丹参 15g，茯苓 15g，山药 15g，何首乌 15g，女贞子 15g，墨旱莲 15g，太子参 20g，大黄 5g。

【临证加减】如头晕明显，可加天麻、钩藤、白蒺藜以平肝潜阳；大便干，加锁阳、肉苁蓉、火麻仁、玉竹以润肠通便。

5. 阴阳两虚

【证候特点】精神萎靡，极度乏力，头晕眼花，腰膝酸冷，大便稀溏，舌淡胖，脉沉细。

【治法】阴阳双补。

【代表方剂】肾气丸加减。

【基本处方】肉桂3g（焗），熟附子10g（先煎），生地黄10g，山茱萸10g，怀山药15g，泽泻15g，茯苓15g，牡丹皮10g，淫羊藿15g，黄芪20g，龟甲20g（先煎）。

【临证加减】如瘀血明显，症见肌肤甲错、舌暗有瘀斑、舌底脉络曲张，可加用桃仁、红花、当归、三七、丹参、赤芍等以活血化瘀。

（二）单方验方

1. 刘渡舟荆防肾炎方 由荆芥、防风、羌活、独活、柴胡、前胡、枳壳、桔梗、川芎、茯苓、炙甘草、半枝莲、白花蛇舌草、生地榆、槐花、大黄组成。功能调理气机，疏郁解毒，开上治下。用于治疗慢性肾衰血尿素氮和血肌酐居高不下者。

2. 叶任高氮质血症方及肾衰方

（1）氮质血症方 党参20g，茯苓12g，生地黄15g，麦冬10g，墨旱莲12g，山萸肉6g，丹参12g，益母草20g，牡丹皮9g，大黄9g（后下），炙甘草6g。功能益气养阴，活血化瘀。用于治疗慢性肾衰氮质血症期患者。

（2）肾衰方 北黄芪15g，党参20g，白术10g，淫羊藿9g，丹参12g，当归9g，赤芍12g，麦冬10g，生牡蛎30g（先煎），大黄9g（后下）。功能补气温阳，活血化瘀，通腑泄浊。用于治疗慢性肾脏病肾衰竭期或尿毒症期患者。

3. 陈以平慢性肾衰经验方

制大黄10g，党参15g，丹参15g，巴戟天10g，菟丝子10g，生龙骨20g，生牡蛎20g，蒲公英10g，白术10g，熟地黄10g。以上方为基本方加减治疗慢性肾衰患者疗效甚佳。

（三）中成药

1. 百令胶囊 每次3～5粒，每日3次，口服。功能补肺益肾。适用于肾气不固或肺脾肾气虚证。

2. 尿毒清颗粒 每次1～2袋，每日3次，口服。功能通腑降浊，健脾利湿，活血化瘀。适用于脾虚湿浊证和脾虚血瘀证。

3. 大黄胶囊 每次1～2粒，每日3次，口服。功能通腑降浊。无明显阳虚便溏者均可服用。

4. 三芪口服液（通脉口服液） 每次10～20mL，每日3次，口服。功能益气活血。适用于脾肺肾气虚兼血瘀证。

（四）中药外治

1. 结肠透析

【基础方】大黄30g，蒲公英30g，益母草30g，牡蛎30g。

【加减】阳虚者加用熟附子20g；兼有便血者加用地榆20g，槐花15g，棕榈炭15g；腹胀者加用大腹皮20g。

【用法】每日1～2次。适用于早期或中期慢性肾衰邪实明显而正虚较轻的患者。

2. 皮肤透析

【基础方】橘子叶、生姜、柚子皮等。

【用法】煮开后加入浴缸（38～40℃），浸浴30min左右，达到出汗目的。具有明显的消肿作用，适用于CRF水肿患者及部分皮肤瘙痒的透析患者。

（五）针灸治疗

1. 甲组穴位 肾俞（双）、脾俞（双）、大椎、膈俞（双）；乙组穴位：关元、足三里（双）、三阴交（双）、血海（双）。2组穴位隔日交替使用；并配合中药治疗。适用于慢性肾衰伴大量蛋白尿者。

2. 取神阙、命门（熏灸穴位）、肾俞（注射穴位） 温灸器内盛艾绒点燃，置于神阙与命门上熏灸，每日1穴，交替使用，每次约20min。黄芪注射液3mL肾俞穴位注射，隔日1次，左右交替进行，连续10天后间歇2～3天，并配合中药治疗。适用于各型慢性肾衰。

四、经典医案

案1 吴某，女，74岁，2011年因“体检发现肌酐升高”至某医院就诊，当时血肌酐270μmol/L，完善相关检查诊断为慢性肾功能不全，既往有肾结石，高尿酸血症病史3年，服用别嘌醇片降尿酸处理，无高血压、糖尿病病史。间断在广东省中医院门诊就诊。

初诊（2016年4月26日）：患者神疲，乏力，面色萎黄，少许头晕，无头痛，无恶心呕吐，无畏寒肢冷，纳一般，眠差，小便无不适，大便硬。体格检查显示双下肢无浮肿，舌质淡暗，苔白，脉沉细。辅助检查：尿常规显示尿蛋白（+），血肌酐284μmol/L，血尿素氮18.4mmol/L。接诊后，刘旭生教授考虑西医诊断为CKD5期；中医诊断为CRF，辨证属脾肾两虚，湿浊瘀阻，以“标本兼治”为治则，治以健脾益肾、利湿化浊活血为法，方选参芪地黄汤加减。拟方如下：

黄芪30g，熟地黄15g，山茱萸15g，淮山药25g，牡丹皮15g，茯苓皮30g，淫羊藿15g，大黄10g，丹参20g，桂枝5g，天麻15g，藿香15g，甘草5g。

二诊（**2016年7月20日**）：患者神可，乏力稍改善，无明显头晕头痛，纳一般，眠可，二便正常。体格检查显示双下肢无浮肿，舌质淡暗，苔白，脉沉细。辅助检查：血肌酐258μmol/L，血尿素氮16.11mmol/L，血尿酸397μmol/L。中药方面，考虑湿邪渐退，原方茯苓皮减为15g，大黄减为5g，加菟丝子10g补益肾气。

三诊（**2016年10月12日**）：患者神可，乏力好转，无明显不适，纳眠可，二便正常。舌质淡红，苔白，脉细。辅助检查：血肌酐256μmol/L，血尿素氮 18.17mmol/L，血尿酸 385μmol/L。中药守方续服。

以上方加减服用约 6 个月后，患者病情稳定，至 2017 年 10 月复诊无特殊不适，继续守前法加减治疗。

案2　曾某，女，46 岁，就诊时间为 2015 年 4 月 17 日。患者于 2015 年 4 月初，在无明显诱因下出现疲倦乏力感明显，少许头晕，恶心欲呕感，遂至当地门诊就诊，诊断为 CKD5 期（尿毒症期）、高血压病 3 级，遂至广东省中医院门诊就诊。

初诊：神清，精神疲倦，乏力，少许头晕，无发热恶寒，无耳鸣，口干，无口苦，少许恶心欲呕，纳差，无腹痛腹胀，眠可，二便调。体格检查显示双下肢轻度浮肿，双侧肾区叩击痛（－），舌淡暗，苔薄白，脉沉细。辅助检查：血尿素氮 12.26mmol/L，血肌酐 339μmol/L，血尿酸 482μmol/L；尿常规显示尿潜血（++），尿蛋白（+）。接诊后，刘旭生教授考虑西医诊断为 CKD5 期，高血压 3 级（很高危组）；中医诊断为 CRF，辨证属脾肾气虚血瘀，以“标本兼治”为治则，治以健脾益肾活血为法，方选补脾益肾方加减。拟方如下：

黄芪 30g，党参 25g，白术 15g，山药 15g，茯苓 15g，菟丝子 15g，桃仁 10g，制何首乌 15g。

二诊（**2015 年 5 月 18 日**）：患者神清，精神改善，少许头晕，恶心欲呕改善，纳眠可，二便调。舌淡，苔薄白，脉沉细。辅助检查：血肌酐 290μmol/L，血尿酸 470μmol/L。患者仍有少许头晕，前方基础上加用天麻 10g 祛风止眩；防止制何首乌滋腻妨碍脾胃运转，制何首乌减量为 10g。

三诊（**2016 年 1 月 25 日**）：患者神清，精神可，无头晕头痛，近日少许受凉，鼻塞流涕，无咳嗽咳痰，无发热恶寒，纳眠一般，二便调。舌淡暗，苔薄白，脉浮细。辅助检查：血肌酐 263μmol/L，血尿酸 499μmol/L。考虑患者外有表寒，前方去制何首乌、桃仁，加用桂枝 10g，生姜 15g 以祛风散寒。

在原方基础上加减服用近 1 年，患者病情基本稳定，2016 年 4 月 29 日复查血肌酐 295μmol/L，无特殊不适，继续守前法加减治疗。

五、日常调养

（一）生活习惯

注意休息，避免劳累，避免各种途径的感染。而且当定期体检、复查，早期积极治疗肾脏原发病，防止其发生肾功能衰竭。一旦发现早期肾功能衰竭，即采取有效的治疗措施，以延缓或阻止其进入尿毒症期。

（二）饮食调适

（1）选择优质低蛋白、低磷、高钙、高热量饮食。保证每日摄入的总热量为 25～35kcal/kg。

（2）对于非糖尿病患者，当 GFR＜60mL/min 时，当给予每日 0.6g/kg 的蛋白质，同时每日给予 α- 酮酸 0.12g/kg；当 GFR＜25mL/min 时，当每日给予 0.4g/kg 的蛋白质，同时每日给予 α- 酮酸 0.2g/kg。对于糖尿病患者，当其进入临床期时，当每日给予 0.8g/kg 的蛋白质；当肾功能开始下降时，当每日给予 0.6g/kg 的蛋白质；同时每日给予 α- 酮酸 0.12g/kg。所选用的蛋白质应为优质蛋白，即猪瘦肉、鸡肉、鱼肉、牛奶、鸡蛋等。

（3）烹调时选用植物油，有利于防止动脉硬化症。

（4）防止水溶性维生素及微量元素铁、锌等的摄入不足，除饮食调配外，还应适当服用一些维生素制剂。

（5）忌生冷辛辣、肥甘厚味之品，切忌暴饮暴食。避免吃含钾高的食品，如橙子、香蕉、海带、紫菜、土豆等。含钾高的食物可通过烹调的方法去钾，蔬菜用水煮熟后弃水食菜，土豆用水浸泡，水果加糖水煮后弃水食用果肉等。

（三）精神心理调适

避免产生悲观失望情绪。医护人员应常与患者交流，了解患者的内心世界，用理论和事实说服患者，使其以科学的态度对待疾病，创造一个和谐的生活环境，增添生活的勇气和信心。患者家属不要将悲观不安的情绪感染给患者，要用喜悦之情唤起患者的愉快情绪，更不能对其有任何歧视，应让患者感到自己是对社会有用的一员，而不是社会、家庭的负担。

（四）药膳食疗方

1. 玉米须茶　玉米须 100g。煎汤代茶饮。适用于 CRF 患者尿蛋白定量较多者。

2. 芹菜红枣汤　芹菜 200～500g，红枣 60～120g。两者加适量水煮汤即可饮用。适用于 CRF 患者表现为水钠潴留、血压偏高者。

3. 薏苡粥　薏苡仁 30g，大米 100g。两者加水适量熬成粥，每日 1 餐。适用于 CRF 患者以水肿、纳呆食少、大便溏泻为突出表现者。

4. 冰糖山药糊　山药粉 60g，低筋面粉 60g。加水调成稀糊状，放入锅中煮熟，边煮边搅，使之成为半透明的糊状，加入适量冰糖调味即可。适用于 CRF 表现为脾肾气虚的患者。

5. 治贫血方　丹参、黄精各 15g。两者共研粗末，沸水冲泡，加盖闷 10min 后饮用。适用于 CRF 贫血较重者。

6. 猪肉韭菜包　韭菜 200g，猪肉 100g，低筋面粉 500g，干酵母 2g。韭菜洗净切碎，与猪肉混匀做馅。面粉中加入干酵母，用水和匀，揉成面团，分成小块，擀成圆形的皮，包入馅后蒸熟即可。适用于 CRF 脾肾阳虚以贫血、乏力、少尿为突出表现者。

7. 缩泉猪脬肚方　山药 100g，覆盆子 100g，猪肚 1 只，猪脬（膀胱）1 只，糯米适量，黄酒、细盐各少许。把山药切碎，加 1 匙黄酒拌匀，将覆盆子放入猪脬内，再将猪脬放在猪肚（切一小口）内，空隙部分用糯米填充，缝合切口并将猪肚的两端扎紧。放入砂锅内加水至浸没猪肚，旺火烧开后，再加细盐、黄酒各一匙，改用小火煮至猪肚熟烂，离火。稍凉后，剖开猪肚，取出糯米、猪脬及山药、覆盆子。将猪脬切碎，烘干，研末；猪肚切片后放入汤中，再煮片刻即可食用。猪脬粉每次 5～10g，每天 3 次，饭后开水冲服。适用于 CRF 夜尿频多者。

8. 六月雪煨乌鸡　乌鸡 1 只，六月雪 30～50g。将六月雪布包纳入鸡腹，加水常法炖煮。熟后去药佐餐，每周 1 剂。适用于所有 CRF 患者。

第二十一节

尿道综合征

一、疾病概述

尿道综合征又称“无菌性尿频-排尿不适综合征”，是指以尿频、尿急、排尿困难等非特异性的下尿路刺激症状为特征而无尿路感染的综合征。女性多见，病情往往反复、缠绵难愈，抗菌治疗往往无效，目前发病原因尚不完全清楚，可能与精神因素、过敏、慢性炎症刺激、下尿路梗阻、泌尿生殖解剖改变及性激素水平失调有关。尿常规检查常无异常或仅有少量的白细胞和红细胞。现代医学治疗尿道综合征的药物常为抗生素、谷维素、地西泮注射液、雌激素等，但往往无法取得令人满意的效果，其病情反复、缠绵难愈，给患者生活、精神带来巨大痛苦，进一步加重尿频、尿急等症状，形成恶性循环。

尿道综合征属中医学“淋证”的范畴，淋之名称，始见于《黄帝内经》，如《素问·六元正纪大论》载：“阳明司天之政……初之气……小便黄赤，甚则淋”，称本病为“淋”“淋溲”。张仲景在《金匮要略·五脏风寒积聚病》中称其为“淋秘”，将其病机归为“热在下焦”，并对本病的症状做了描述：“淋之为病，小便如粟状，小腹弦急，痛引脐中。”《诸病源候论·淋病诸候》亦云：“诸淋者，由肾虚膀胱热故也……肾虚则小便数，膀胱热则水下涩。数而且涩，且淋沥不宣，故谓之为淋。”

二、现代医学诊断要点和治疗

（一）诊断要点

1. 具有典型的症状　如尿频、尿急、尿痛、排尿不适、排尿困难及尿潴留等。

2. 排除尿路感染 尿常规多正常，清洁中段尿培养阴性或多次清洁中段尿培养菌落计数＜10^5cfu/mL；排除结核菌、厌氧菌及真菌等特殊尿路感染。

3. 排除器质性病变 如膀胱结石、异物、尿道憩室、息肉及膀胱尿道神经病变、老年性尿道炎、神经源性疾病、糖尿病所致的膀胱功能障碍等。

4. 常规的抗生素疗程治疗效果不明显。

（二）现代医学治疗

目前，西医认为其发生可能与尿道口解剖结构异常、膀胱肌肉痉挛、女性雌激素水平下降、焦虑的精神状态、尿路局部过敏、尿动力学功能异常和机械因素有关。治疗原则以积极治疗原发病、改善症状为主。现代医学治疗本病主要包括口服药物（α受体阻滞剂、M受体阻滞剂、雌激素等）、神经电刺激、手术以及盆底肌训练、控制液体摄入、A型肉毒毒素逼尿肌注射等方法。药物治疗通常根据膀胱功能进行选择，储尿期功能障碍一般选用M受体阻滞剂，如托特罗定、索利那新；排尿期功能障碍常选用α受体阻滞剂，如坦索罗辛、特拉唑嗪。生活方式干预、功能锻炼及药物治疗效果不佳者可选择A型肉毒毒素逼尿肌注射、神经电刺激以及尿道扩张、膀胱颈切开等外科手术治疗。

三、中医治疗

结合本病的中西医病机，刘旭生教授认为重在明确诊断，排除其他病因，中西医结合辨证施治。本病病位在膀胱，病因主要为湿、气滞、正虚、瘀阻，发病与心、肝、脾、肺、肾五脏均有密切关系。临床上常从不同病机角度出发，准确辨证用药。在传统的辨肾与膀胱虚实寒热的基础上，刘旭生教授较为重视辨析心、肝两脏。因心与小肠相表里，心火下移于小肠，可见小便赤涩、灼痛，热甚还可灼伤脉络而见尿血。此外，足厥阴肝经“循股阴，入毛中，过阴器，抵少腹”，《灵枢·经脉》曰“是肝所生病者……遗溺闭癃”，故肝与前阴、溺之约利不无联系；且肝肾同处下焦，乙癸同源，为子母之脏，肝之疏泄条达与否会直接影响三焦水液运行及膀胱的气化功能。而且临床多见于女性患者，部分患者常因情志不遂、肝气郁结而引发本病，即中医学“气淋”之病机之一。肝郁化火，热伤血络，即可见热淋、血淋证，足以证明疏肝之法在治疗淋证过程中的重要性。

本病分为初期和后期，初期以热淋、气淋居多，后期则以气淋、劳淋居多，根据不同分期和分型治疗，分清证型，辨证施治取得良好疗效。在疾病后期，虽症状消失，病邪未必尽去，病情时有反复，故治疗非一日之功，欲速则不达，临床宜守法守方，不宜更方过频；再者，因湿热胶结，难以速去，故在症状好转之后，应继续坚持服药一段时间，以巩固疗效，以免病症复发。

四、经典医案

案1　贺某，女，28岁，2015年6月30日因“尿频2个月”初次来诊。患者2013年曾因发热畏寒至外院就诊，诊断为肾盂肾炎，予对症治疗（具体不详），患者症状好转。

2015年4月患者开始出现肉眼血尿，于深圳市中医院就诊，查泌尿系统B超提示左侧重复肾畸形；肝肾功能未见异常。2013年6月30日患者行尿常规检查显示尿潜血+；尿红细胞位相显示正形/畸形：4800/5600；尿流动力学检查未见异常，中段尿培养阴性。

初诊：背部酸痛，无发热恶寒，稍口干，无口苦，纳眠可，小便频数，约20min一次，大便色黑，舌淡红，苔黄腻，脉弦滑。接诊后，刘旭生教授认为患者初步应诊断为“尿道综合征”。患者出现尿频2个月，病程不长；患者肾功能正常，根据患者相关临床症状，考虑患者尿频与下焦湿热有关。患者尿常规潜血阳性，且尿红细胞位相有大量畸形红细胞，目前考虑为尿道综合征，慢性肾炎综合征。为支持以上诊断，嘱患者复查尿常规及尿红细胞位相。中医诊断为尿频，辨证属脾肾气虚，热蕴膀胱，治以清热利湿，药用六味地黄汤加减。拟方如下：

黄芪30g，生地黄15g，淮山药15g，茯苓15g，牡丹皮15g，山萸肉

10g，合欢皮 15g，炒薏苡仁 20g，金樱子 15g，绵茵陈 30g，车前草 15g，益智仁 30g，杜仲 15g，生甘草 5g。

二诊（2015 **年** 7 **月** 7 **日**）：查尿常规阴性，红细胞位相阴性。结合检查结果，考虑患者为尿道综合征。目前患者“尿道综合征”诊断明确，服用中药 1 周后，症状均有所改善，化验指标也均转阴。患者现症见畏寒，腰背酸痛，稍口干，无口苦，纳眠可，小便频数，约每小时一解，大便色黑，舌淡红，苔黄腻，脉弦滑。患者现热象减轻，主要表现以脾肾气虚为主，调整中药处方，前方去生地黄、车前草，加牛膝 10g，知母 10g，芡实 10g，桑螵蛸 10g，桂枝 10g。

三诊（2015 **年** 7 **月** 18 **日**）：患者畏寒、腰背酸痛明显改善，口干消失，纳眠可，小便约 2h 一解。患者治疗效果可，中药守方，再予 7 剂。后患者症状稍有反复，自行按前方抓药煎服后症状消失。电话随访至 2015 年底，无明显不适。

五、日常调养

1. 定期复诊，动态评估　尿道综合征往往病因复杂，病程较长，包含复杂的病理生理改变，要达到良好的疗效常需久久为功。

2. 体重管理　BMI 值较高者，要注意减轻体重。

3. 饮食调理　每天液体摄入量在正常水平（<1.5L），避免一次性摄入大量的水（少量多次），戒酒及含有咖啡因的食物和饮料，尽量在白天摄入大部分水，临近夜晚时尽量少饮水（特别是夜尿明显的患者）。避免摄取刺激膀胱的食物及饮料，如酒精、咖啡、茶、巧克力以及某些药物等。

4. 功能锻炼　开展膀胱锻炼（定时排尿、延时排尿）和盆底肌训练等。保持心情愉悦及良好的睡眠亦有利于膀胱功能恢复及改善症状。

5. 经络调养　平时可在医生指导下揉按涌泉、肾俞、膀胱俞、会阴等穴位。体质偏虚偏寒者，可使用艾条灸足太阳经、督脉、腹部任脉、胃经、脾经等；体质偏实偏热者，可在足太阳经局部刮痧、拔罐等。

后　记

中医药防治慢性肾脏病研究的学科带头人

刘旭生教授，1964年出生，广东潮州人。现任广州中医药大学教授，主任医师，博士生导师，博士后合作导师，广东省中医院肾内科主任，学科带头人，国家中医临床研究基地重点病种（慢性肾脏病）负责人，国家中医药管理局肾病重点专科协作组大组长负责人之一，牵头协作组重点病种慢性肾衰竭及尿血病协作研究。刘旭生教授为广东省名中医，全国第二批名老中医学术继承人，曾获全国首届中医药传承高徒奖，全国第二届百名杰出青年中医，广东省第二批名中医师承项目指导老师，广东省中医院名医，曾获首届“岭南名医”“羊城好医生”荣誉称号。其担任中华中医药学会肾病分会副主任委员，中华中医药学会慢病管理分会副主任委员，中国中西医结合学会肾脏病专业委员会常务委员，中国中医药肾脏病防治联盟理事长，中国民族医药学会肾病分会执行会长，广东省中西医结合学会肾病专业委员会主任委员，广东省中医药学会慢病管理专业委员会主任委员。他还是《广州中医药大学学报》《世界科学技术—中医药现代化》《中华中医药杂志》编委，《中国中西医结合杂志·英文版》审稿人，国家药品监督管理局中医临床咨询专家，广东省科技攻关项目评审专家，广东省医疗鉴定专家库成员，珠海市高层次人才团队带头人。

近年来科研成果获省部级一等奖1项，二等奖2项；发表学术论文80余篇，其中SCI论文26篇，最高影响因子47.831；主编或副主编专著8部；获得国家专利授权10项，转让3项；制定广东省地方标准4项；主持国家级及省部级课题共 10 余项，获得各级科研经费近 3000 万元；培养博士、硕士生 40 余名。

一、立志从医，与肾病防治结缘

刘旭生教授 20 世纪 60 年代出生于潮汕地区的乡下，从小目睹乡亲们因医疗条件和技术所限，饱受疾病困扰的状况，便带着朴素的理想立志学医，希望能为患病的父老乡亲、人民群众尽一份力。1982 年他顺利考上了广州中医学院（现为广州中医药大学）医疗系。毕业后留在了广东省中医院（广州中医药大学第二临床医学院）内科工作。从住院医生开始踏踏实实地工作，并从工作中不断学习、总结、进步。他观察问题敏锐，善于独立思考，1994 年，广东省中医院决定挑选一批骨干进行专科业务培训，成立肾内科。刘旭生教授就在那时被选派到中山医学院肾病研究所进修，回院后成为肾内科的中流砥柱，并从此与肾内科结缘，逐渐成为副主任医师、主任医师；并与同道一起带领广东省中医院肾内科一步步成为国内一流的肾病专科，逐渐走上国际学术舞台。

当上了肾内科主任的刘旭生教授并没有忘记当初朴素的理想，他始终秉承“仁心仁术”，以身作则，倡导医护人员对患者要有“三心”“二意”，责任心、耐心、爱心、诚意、实意。为了能为更多患者看病，特意安排下午和晚上连续出诊，中间只休息半小时用餐，每次专科门诊诊治 80～90 人是常事，遇到远道而来要求加号的患者，他总是不忍心拒绝，每次就诊人数最多时有 110 多人。由于肾内科包括病房 4 个，血透室 4 个，病床 145 张，透析机 120 台，并有专科研究室和实验室各 1 个，慢病管理门诊 1 个，所以他的日常工作常连轴转：星期一总院查房、星期二研究室和实验室讨论、星期三芳村分院查房、星期四病例讨论、星期五大学城分院查房，除此之外，还有两次专家门诊和大量的会诊、教学、科研及行政事务。作为珠海市高层次柔性人才团队带头人，每月一次坚持到珠海坐诊、查房、指导工作。但是，不管科室和自己的工作多忙，他都坚持出诊，从不轻易停诊。不管前一晚加班工作到多晚，每天清早出现在同事和患者面前的刘旭生教授，总是神采奕奕的。他就这样用自己的一言一行，书写着“妙手回春”的医心，践行着“大医精诚”的理念。

二、三辨一管理，探索肾病防治的新模式

刘旭生教授在30多年的临床诊疗过程中，结合多年临床经验，将辨体、辨病、辨证相结合，提倡辨体—辨病—辨证的三辨诊疗模式。“三辨模式”实际是“体—病—证”的综合诊断，体现“体—病—证”的一统观。多年来临床存在单纯强调辨证论治诊疗模式的现象，从某种意义上束缚了中医工作者的诊疗模式和治疗思路，因此，应用好“三辨模式”可以提升临床疗效。具体讲来是，先病后体，结合辨证，序贯用方。其含义是：在临床病情明确的常规情况下应用“三辨模式”应以“辨病”为先，抓住疾病主要病机，明确“主病”，制定“主方”，配合“专药”，同时结合患者体质特征和证候特点加减用药；随着疾病病程的变化，当症状缓解、疾病表现已不突出时，逐渐转向以辨体为主，结合辨证辨病，巩固疗效，调整体质，治本防复。

从医30多年，刘旭生教授诊治了无数的肾病患者，但他心中始终有一个结没能打开。因为大部分的肾病都是慢性疾病，缓慢进展的，而门诊的诊疗是一种急性模式，并不能为患者提供最好的照护，很多肾病患者不能很好地坚持执行医嘱，不懂得怎样合理地饮食，自己监测哪些指标，就诊时应该跟医生交流什么等。这些都让肾病的治疗效果大打折扣，而让患者的病情快速进展到不可逆转的尿毒症期。很多尿毒症患者往往因病致贫，因病返贫。

在与同行的反复交流过程中，刘旭生教授发现这是整个医学界都普遍存在的问题，国外同行已提出了“慢病管理”的理念来试图改变这种现状。于是，刘旭生教授把慢病管理的理念与中医“治未病”的理论相结合，引入到慢性肾脏病的防治当中来，提倡医患之间密切互动，长期配合，共同与疾病抗争。在医院领导的支持下，从2010年开始建立了慢病管理门诊，在这里，患者在门诊看完病并不代表着诊疗过程的结束。医护人

员会对所有的慢性肾脏病患者进行长期跟踪随访，反复健康教育，培训患者做疾病的自我管理者，让医护人员以“教练员”的身份长期陪伴，使患者也掌握肾病的防治知识，成为“内行患者”。

刘旭生教授亲力亲为，坚持为患者做健康讲座，吸引着慢性肾脏病患者不断加入这个行列。他对患者的这份责任心、爱心和细心让人钦佩，在他的带领下，肾内科接受慢性肾脏病管理长期随访的患者从无到有，4 年之内管理的慢性肾脏病患者近 2000 人。这项改革工作在医患之间架起了“心”的桥梁，在患者当中有口皆碑，也得到了国务院参事、国家中医药管理局领导、国内外同行的充分肯定和赞扬。刘旭生教授在此基础上开始推广“三辨一管理”这种模式，2012 年成立了广东省中医药学会慢病管理专业委员会，刘旭生教授担任主任委员，先后主办了 10 次慢病管理相关会议，在国际、国内学术会议上交流并充分宣传了中医特色的慢病管理理念，均获得了很大的反响。

三、以人为本，打造过硬的专业团队

医学无国界，人才无国界。作为一名肾内科主任、博士生导师，刘旭生教授言传身教，扶植新秀，甘为人梯。为了让科里的医生和研究生有更广阔的视野、更高的平台去发展和交流，他总是采用国际化的标准进行严格规定和培训。根据各人的特长和优势，结合科室发展需要，分不同的年龄梯队，确定研究骨干的科研方向。他提出高出一格的“专业知识 + 复合型人才”的培养模式。让想做事的人能做事，让能做事的人做成事，让做成事的人做大事。

刘旭生教授常说：“医生不能只会行医，这样充其量只是个医匠。想要在学术领域占据国内和国际的高地，只有不断学习和研究，对新技术不断追求；不断研究和解决临床问题，提高临床疗效，才能成长为优秀的临床医学家，这是大家需要努力的目标。”在这种思想的熏陶下，科里的青年医生和研究生虽然时常能感受到压力，但最终的成就感也给他们带来喜悦和成长，他们经常自诩为“肾斗士”，意为要时刻与肾病战斗，为广大慢性肾脏病患者带来福音。“这种锻炼模式可以让他们的思维更清晰，为他们将来登上更高的舞台做好铺垫。”刘旭生教授如是说。

近几年来，广东省中医院肾内科已然是以一种加速度的状态往前发展，发表的SCI论文实现了零的突破，并迅速发展到每年8～10篇。近年来专科共承担国家级课题10多项，省部级课题7项，研究经费近3000万元；制定了4个健康教育类地方标准，规范了慢性肾脏病的健康教育形式；获广东省科技进步奖一等奖1项，省部级二等奖2项，获得国家专利10项，已转让3项；已发表SCI论文近30篇，国内核心期刊论文80余篇，主编学术专著8部，副主编国家“十二五”规划教材3部。举办国际性学术会议6次，多次参与港、澳、台交流，目前已经与美国、加拿大、澳大利亚、瑞典、德国、中国香港等国家或地区研究机构形成了长期交流的友好合作关系，与国内30多家大型三甲中西医医院形成网络协作关系。多次组织和承担全国性学术会议并在国内外大型学术活动上做专题讲座，专科的诊疗水平及学术地位居全国同行前列。

有人这样形容，肾内科犹如一匹奋蹄狂奔的黑马，迎着凛冽之风，昂然奔跑。而每听到此，刘旭生教授总是谦逊地以科室倡导的“水”文化格言来回答：“海不辞水故能成其大。要成大器，就要好学不倦，博采众长，兼收并蓄；要有博大的胸怀，学习邻邦，师人之长；力戒骄傲自满，故步自封，排他排外。对于我们肾内科而言，要想成为中国乃至国际肾病研究领域的顶尖专科，成为慢性肾病患者的苦海明灯，就需要像大海一样容纳百川，永不枯竭。”

四、迎接挑战，勇攀科研高峰

在刘旭生教授的带领下，广东省中医院肾内科不断实践着一个个突破。2007年起肾内科主持或参与了中华医学会肾病分会组织的慢性肾衰竭、慢性肾炎、肾病综合征、糖尿病肾病的诊断、辨证分型及疗效标准制定，并向全国推行。同年，科室被国家中医药管理局选定为重点病种——慢性肾衰竭诊疗方案研究的牵头单位，带领全国26家医院的重点专科，对现有诊疗方案进行梳理、总结，形成行业认可的优化方案，在行业内推广，期末验收时被国家中医药管理局评为中医肾病业内唯一的全国“优秀”中医重点专科。2008 年底，我院被国家发展和改革委员会、国家中医药管理局遴选成为全国唯一的慢性肾脏病国家中医临床研究基地，负责牵头开展重点病种——慢性肾脏病的临床研究工作。

目前，依托基地的力量，刘旭生教授整合全国多家医院的研究资源，在系统回顾、分析、集成既往研究的基础上，主持进行国家行业专项研究——慢性肾脏病 4 期中医药治疗方案多中心随机对照研究，以及科技部“十二五”支撑计划——中医药治疗慢性肾脏病 5 期非透析期的效果比较研究等大型临床科研项目，集全国、全行业之力，开展代表行业最高水平的临床研究，旨在发挥中医药的特色和优势延缓肾衰竭进展，延迟透析期的到来。相信，这些研究成果能为中医药防治慢性肾脏病进展提供可靠的循证医学证据，为中医药走向国际化奠定基础，也为广大慢性肾脏病患者带来福音。